脳を鍛える！

人生は65歳からが面白い

川島隆太
Ryuta Kawashima

はじめに

皆さんは「65歳」という年齢に、どのようなイメージをもっていますか？

まだまだ現役。

老人の入り口。

立派な老人。

この答えのどれもが正解で、どれもがしっくりなじまない。そんな不思議な年齢が65歳です。

私は長年、脳機能の研究をしてきました。脳の機能と加齢の関係、認知症予防が研究テーマのひとつで、多くの高齢者と接してきました。人がどのように老いていくのか、脳の機能が低下していくのかを研究し、目の当たりにしてきたのです。そして、50代の半ばには自分に老いの兆候——それまでのような思考の切れのなさを感じて、脳を鍛え、老いに備えようと心に決めました。

それでも、自分が2024年に65歳になりある日届いた郵便物に、「前期高齢者」

という表記がなされていてギクリとしました。

自分は老人なのか、という驚きと困惑が胸に広がっていったのです。

人間五十年、下天の内をくらぶれば、夢幻の如くなり

織田信長が謡い、舞ったという「敦盛」という有名な能楽の一節で、人の世の50年は天上界の下天での時の流れに比べたら、短く儚い夢幻のようなものであると謡っています。かつては「五十年」が、多くの人がイメージする一生の長さでした。

しかしそこから数百年の時を経て、ヒトの寿命は飛躍的に延び、日本人の平均寿命は80年ほどになりました。

その通過点である65歳は、価値観や行動が多様化した現代においては、人生のさまざまなステージが交差する年頃となっていて、第一線で働いている人、リタイアしている人、子育て中の人、孫がいる人などさまざまです。企業や組織に属して働いてきた人たちにとっては、定年を迎えたり、雇用形態が変わったり、区切りを迎える人も

多いことでしょう。

「仕事が一段落した65歳。これからの新たな人生の計画を立てよう」
「ようやくゆっくりできる。しばらく何も考えたくない。のんびりしよう」

65歳を迎えたとき、どちらの思いがよぎるでしょうか。

平均寿命は男性で約81歳、女性は約87歳です。残り時間は平均15年以上ある。そう考えると、アクティブに第2の人生に舵を切っても、ゆっくりと心身を休めても、どちらの道を行ってもよさそうです。

ところが、「健康寿命」、いわゆる介護状態にならずに過ごせる年齢に目を移すとがらりと様相が変わります。男性の健康寿命の平均は約73歳、女性の健康寿命の平均は約75歳。自由を謳歌して、好きなものを見て、好きなところに出かけ、食べたいものを食べられる期間は、65歳のリスタートから男性で8年、女性でも10年しかない可能性があるのです。

人生の自由時間は思ったより少ないぞ⁉

――それが私の感想でした。

バブル時代に「24時間働けますか？」という謳い文句のCMがありましたが、私はこのコピーそのままといっては大げさですが、数十年間昼夜を問わず、研究に没頭する生活をしてきました。しかし、ふと立ち止まってみて、自分に残された楽しい時間がそう長くないことに気づき、少しずつ生活を改めるようになりました。


「65歳から73歳くらいまでは、人生のゴールデンタイムだ」

「寝たきりになるのはいやだ。家で最期を迎えたい」

「それには直前まで健康でなければいけないな」

「家族との関係も良好にしておくぞ」


自分の「死」をイメージすると、逆算してやらなければならないこと、やりたいことが明確になりました。そして、妻と語らい、ともに旅をする時間を増やしました。

仕事以外にも目を向け、趣味に時間を費やすようになりました。もっぱら車移動だったところを歩くようにして、体力づくりに努めるようになりました。〝ゴールデンタイム〟のスタートは、まずまずの滑り出しといえそうです。

ゴールデンタイムに豊かな実りを手にするためには、備えが必要です。丈夫な足腰を保ち、脳の機能を維持すること。肉体も脳の機能も、何もしなければ加齢とともに衰えていきますが、脳は適切な方法を用いれば、前頭前野という部分を鍛えることができ、情報処理能力を維持、向上させることができます。情報を置いて整理する（記憶する）能力、ワーキングメモリの容量も増やすことができます。

また、蓄えた情報や知識を組み合わせて判断し、応用する能力は、じつは60代から80代にピークを迎えるのです。

脳の機能という視点に立ってみると、加速度的に機能が落ちていく「もう60代半ば」であり、同時にピークを迎えていない「まだ60代半ば」でもあるわけです。

室町時代の中楽師《さるがくし》、世阿弥が記した能の理論書『風姿花伝』には、「時分の花」「まことの花」という言が出てきます。「時分の花」は若者の躍動感や体力を指す言葉です。少年少女のこぼれるような愛らしさ、青年から放たれる生命力。若さにしかない輝きです。

一方の「まことの花」は、若さや美しさを失ったのちも、芸を磨き、精進を重ねた者だけが手にするもので、知恵や知識、技術の結晶です。時分の花が枯れてしまっても、たゆまぬ努力を続けていれば、また違う花が咲く。まことの花は生涯失われることはありません。

世阿弥は「時分の花」と「まことの花」の間に優劣をつけていません。そして、時分の花は誰もが手にしているが、年月とともに時分の花は失われていく。それでも努力を続け、新しい知恵や知識、技術を得ること。努力を続けて「まことの花」を咲かせることの大切さを説いています。

「時分の花」と「まことの花」は、私たちの脳の機能や活動そのものです。衰えていく機能はあるけれど、鍛え、刺激を与え続けることで保たれる機能もある。知識を蓄え続けることで伸びていく能力がある。ゴールデンタイムは、才「脳」を開花させるためにじつにおもしろい時期なのです。若さと老い、衰えと成長、戸惑いと自信が錯綜し、あるときはいくつものピースがパズルのようにはまり、大きな花を咲かせます。

この本では、60歳を過ぎてもできる脳の鍛え方や、脳の機能を維持し、向上させるための習慣を紹介します。脳の機能が衰えても努力を続けることで、驚きの回復を見せた方々の例も取り上げています。

また、巻末の「特別付録」では、世にあふれる健康情報をどこまで信用していいのか、自分で考えるヒントとなるような、科学的なエビデンスについての考え方を解説しています。

世の中には多くの情報が氾濫していますが、正しい情報だけではなく、怪しい情報や明らかにウソの情報もあります。専門家が発する情報だからといって、必ずしも科学的に正しいというわけではないのです。そうした情報を見極めることも、健康な心身を保ち生活していくためには重要です。本文中で紹介している研究についての文献リストも掲載していますので、そちらもぜひ参考にしてみてください。

「まだ」と「もう」が交差する65歳。
自分だけの「まことの花」を咲かせる努力を始めてみましょう。

川島隆太

目次

第5章

人とつながる習慣が人生を楽しくする

定年後に人と話す機会が減って起こること
都会のマンションに住む高齢者は認知症リスクが高い
「ひとり暮らし＝社会的孤立」ではない
夫婦の心の絆が深まる意外な会話
「褒め言葉」は「宝くじ当せん」と同じくらいの衝撃
批判や皮肉が認知症リスクを高める⁉
「キレる高齢者」にならないためのトレーニング
「犬」と「猫」どちらを飼うのが脳にいい？
60代以降は新しい場所に飛び込んでみる！
外出することで得られるうれしい効果とは
老いを前向きに捉える人ほど長生き
行きたい場所への旅行が幸福度をアップさせる

第1章

60代以降に老ける人と老けない人の差

60代はこれからの人生を考えるタイミング

人はいつから老い、老人になるのでしょうか。

昔は60歳、いわゆる還暦が人生のひと区切り、「老人」のスタートでもありました。さらにそれ以前、例えば私の親世代は、定年が55歳だったことを覚えていらっしゃる方もいるかもしれません。

１９８６年に「高齢者雇用安定法」が施行され、60歳定年が努力義務になり、88年からはさらに義務化されました。２０１２年には同法が改正され、希望者全員の雇用確保（定年延長、継続雇用など）を65歳までとすることが義務となりました。公務員は60歳だった定年が、段階的に65歳まで引き上げられることが決まっています。さらに、２０２１年の高齢者雇用安定法の改正では、70歳まで雇用を継続することが企業に求められるようになりました。

「還暦を迎える60歳が定年」という社会通念とは異なる状況が10年以上も前に生まれているので、今は65歳を区切りの年としてイメージされている方が多いことでしょう。

そして、家庭をもつ人、独身のまま過ごす人、子どもがいる人、いない人と家族の形態もさまざまで、ひと言で「60代」といっても、健康状態も、気持ちのあり方も、生活パターンも多岐にわたります。昔よりも皆、見た目や考え方、行動も若く、「現役感」が強い人も多いのではないでしょうか。

加えて「平均寿命」は２０２３年度のデータによると、男性が81歳、女性が87歳※1。60歳から20年以上生きるとなると、人生は長い。こうした面からも、60歳で「老後」をイメージしようとしても、いまひとつピンとこないかもしれません。

ところが、この「平均寿命」を多くの人が誤解しています。平均寿命とは「今現在生まれた人が、いつ頃まで生きられるか」という予測値なのです。つまり、２０２３年度の平均寿命は、「現在０歳の赤ちゃんが、男性なら81歳、女性なら87歳くらいまで生きるのではないか」という期待値なのです。

では、現在すでに中高年に差しかかっている人の寿命はどれくらいかというと、厚生労働省は「平均寿命」とともに、その人があとどれくらい生きられるかを予測した「平均余命」という数値も割り出しています。これによると60歳男性の平均余命は約

24年、女性の平均余命は約29年。今0歳の赤ちゃんよりは2～3年多く生きるという計算です。どうです？　ますます「老後」は遠く、イメージしづらいものになったでしょうか。

※1　令和5年厚生労働省「簡易生命表」より

人生を楽しめる時間は思っているよりも少ない

しかし、ここで大切な視点は「何歳まで生きるか」だけでなく、「どのように生きるか」です。

皆さんの周囲の人は、どのように亡くなられたのでしょうか。多くの場合、病気になって最期は病院で迎えることが多いのではないでしょうか。俗にいう「ピンピンコロリ」で亡くなる人は少なく、身体の機能が衰えたり、病気になったりして動けなくなってから死に至る場合がほとんどです。

厚生労働省では平均寿命、平均余命とともに日常生活に制限がない状態で動ける年齢を予測した「健康寿命」という数値も割り出しています。この「健康寿命」はWHOが定義したもので、寝たきりや認知症などの介護が必要な状態になるまでの、健康で過ごせる期間を指します。

２０１９年度の健康寿命は男性が約73歳、女性が約75歳です※2。つまり平均寿命より男性は8年余り、女性は12年も前に自由に日常生活が送れなくなってしまうという現実があるのです。

この現状に鑑みると、60代で一度立ち止まり、「これからをどう生きるか」を考えることが大切ではないでしょうか。私は、今を生きるミドルエイジがイメージする老人の入り口、65歳がいいタイミングだと思います。

65歳から先、残された「健康寿命」は男性で8年あまり、女性でも10年ほどです。自由に旅したり、食べたいものを食べたり、会いたい人と会い、語らえる時間は残念ながら限られているのです。「退職後にその先のことは考えよう」「考えるだけで老人になってしまいそうだから、まだ考えない」などと先送りしていると、あっという間に時間が経ってしまいます。「その先」はすぐ目の前で、そしてとても短い期間です。

極端な超高齢化社会を迎え、年金や介護保険などの破綻といった話も耳にすることが多くなってきました。破綻のタイミングを少しでも後ろに延ばすために、「定年は75歳にすべきだ」という声も上がっています。これは経済理論的には正しいのですが、75歳になる前に健康寿命が尽きてしまうのは考えものではないでしょうか。

もちろん75歳まで当たり前に働く社会で暮らせば、健康寿命も少しは延びると想定されますが、健康で人生を楽しめる時間が、75歳定年以降にどれくらい残されるか楽観視はできません。仕事が人生の唯一の楽しみである方を除き、せっせと働き続けて、ようやく退職となったのに、自由に人生を楽しむ余力がなくなってしまうのは、悲劇だと思います。

退職してからでは遅い。
65歳からを輝かせるために、しっかり人生を見つめ直さないと、もったいない。
輝ける時間は短い。

そんな意識をもって、ぜひ心身が健康なうちにやりたいことをたくさんやりましょう。

※2　第16回健康日本21（第二次）推進専門委員会資料

自分の「老化具合」を確認してみる

60代にもなると、多くの人が毎日身体のどこかしらに不調があったり、頭がうまく働かないと感じたりすることが増えるのではないでしょうか。改めて自分の心身がどのくらい老化しているかを確認してみてください。

老化具合については、次のような事柄である程度判断できます。

1　階段をスムーズに下りられなくなった

筋力が低下してくると、足の動きがおぼつかなくなります。平坦な場所を移動しているときは気づきにくいものですが、階段を下りる際につまずきやすくなったり、「手すりにつかまらないと怖い」などと恐怖心が生じたりします。若者は携帯電話を片手に駅の階段を駆け下りたりしますが、老化が始まるとそうはいきません。ゆっくり下りるようになったら筋力低下のサインです。

2　歩いていると人に抜かされるようになった

歩く速さも筋肉の衰えを知る指標になります。

人が多い場所で、波に乗って歩けていますか。人の群れを追い越して歩いている人は、筋肉はさほど衰えていません。人に抜かれるようになったら要注意。後ろから来ている人に気づくか気づかないかも、注意力の有無の目安になります。

3　家事の手際が悪くなった

料理や掃除といった家事は、究極のマルチタスクです。湯を沸かしながら野菜を切る、汁物をつくった後に肉を焼く、洗濯しながら掃除機をかけるなど、先を見通して作業の順番を決め、並行して異なる事柄をこなすために、脳は活発に働いています。

脳が老化（前頭前野の機能が低下）してくると、ひとつ食器を洗ったら別のことをしてまた別の食器を洗うなど、作業の手際が悪くなったり、時間がかかるようになったりします。

家事は毎日のことなので、こうした衰え（変化）を自覚することは少ないのですが、しばらく会っていなかった家族が帰省の折などに、老親の変化に気づくことがあります。

4　腹が立つことが増えた

前頭前野の機能が低下して、感情の抑制が利かなくなると些細なことにも怒りを覚えるようになります。一度怒りだすと、ますます感情が高ぶって収まらなくなるといったことも。「最近イライラしてばかりいる」と感じたら要注意です。

怒りだけでなくテレビドラマなどを観ていてすぐに泣いてしまうなど、「年をとって涙もろくなった」というケースも前頭前野の衰えが関係しているかもしれません。

知っておきたい身体と脳の老化のサイン

ここではまず、身体の老化がどのように進むのかについて見てみましょう。

肉体的な衰え（老化）は、骨と筋肉の状態で判断できます。骨密度は身体の成長が止まったのちも、40代くらいまで数値が変わりません。20代から40代半ばが数値のピークといえます。その後、中年期になると数値が低下します。女性の場合、閉経が契機となり、急激に骨密度が下がり始めます。

筋肉は瞬発力、柔軟性、握力など身体の運動能力に直結した肉体の組織ですが、20代に成長のピークを迎えると、すぐ衰え始めます。筋肉の柔軟性は、女性はゆるやかに、男性は急激に失われていきます。成長が止まると同時に老化が始まるのです。

肉体だけではなく、脳の働きも徐々に低下していきます。年齢を重ねるにつれ、「衰えたな」と自覚することも増えるでしょう。物忘れがその代表格です。誰かに会ったときに「顔は覚えているが、名前が出てこない」といった症状から始まり、物や場所の固有名詞がなかなか出てこず、「あれ」「これ」「それ」「どれ」といった指示代名詞を多用して会話をしてしまうといった現象です。

これらは脳の貯蔵庫である「側頭葉下面」という部位などから、過去に経験した記憶を取り出す能力が衰えてきている証拠で、脳全体の機能が低下したサインです。

また、主に中年期以降は、物の名前が出てこないのとは違うタイプの物忘れにも見舞われるようになります。自分がとった行動や、新しい情報を脳に記憶として取り込むのが苦手になるのです。何かをしているときに同時に違うことをすると、それまで何をしていたかをころっと忘れてしまうというものです。

何か考えごとをしている最中に携帯電話にメッセージが届き、その返信をした後に、それまで考えていたことを忘れてしまったという経験は、皆さんも心当たりがありませんか。

これは、記憶の書き込みを司る「前頭前野」という部位の機能が低下して起こる事象です。前頭前野の記憶の取り込み機能が低下すると、新しいことをしたり覚えたりするのが苦手になります。中年期や高齢期以降に多く見られるタイプの物忘れには意欲の低下も加わっており、より深刻な状態です。

見た目が若い人ほど脳年齢も若い

身体と脳の老化のサインについて紹介してきましたが、老ける人と老けない人の差というのは、具体的にどんなところに現れるのでしょうか。

例えば、精神的な老いは数値では測れませんが、年齢を重ねると、いつまでも見た目が若々しい人と、年齢以上に老けて見える人とのギャップが顕著になります。

同窓会などで同年代の人と一堂に会すると、「あの人は何年経っても変わらないな」という人と、「随分老け込んだな」という人との違いに驚くことでしょう。「人は見た目ではない」と言いたいところですが、見た目が若い印象の人ほど気持ちも、脳年齢も若い傾向にあるという研究結果があります。

米国の追跡調査（コホート）研究結果（文献1）によると、見た目年齢の高い人は、疾患リスクが高く、老化速度が速いことがわかりました。ここでいう見た目は、顔つきや姿勢などから個人の健康状態や老化の度合いを推定したものです。見た目の老化は、主に環境的要因によって決まると考えられており、健康的な生活習慣の積み重ねが心身の老化に直接関係していることがわかります。

また、韓国の追跡調査研究（文献2）では、自分の実年齢よりも主観年齢（自分を客観的に見たときの年齢）が若い人は、そうでない人よりも脳の「灰白質《かいはくしつ》」という部分の密度が高い傾向にあることがわかりました。

灰白質は脳の神経細胞が集中した神経組織で、加齢により変化が見られるので、灰白質の密度は脳年齢を測る目安になります。この研究では、主観年齢が実年齢よりも若いと答えた人は、灰白質の密度が高いだけでなく、記憶力のテスト成績がよく、うつ病発症の可能性が低いという結果になりました。

「脳年齢を若くしよう」と、ファッションやメイクを若作りにしたところで、灰白質の密度が上がるとは言えません。しかし、見た目の若さと心身の充実ぶりには相関性があります。趣味や好きなことに打ち込み、生き生きとしていること、体型や服装にも意識が向いていることが、脳の若さにつながっているのです。

気持ちが若々しいから見た目にも気を配れるのか、見た目を気にしていると気持ちが若々しくなるのか、相関性の科学的な根拠は明かされていませんが、年齢を重ねると、忙しさを理由に若いときほど見た目に気を配らなくなりがちです。でも、見た目の若さを保つ努力は大切だと言えるでしょう。

「前頭前野」が衰えると人間らしさも衰える

先の項で脳の老化は灰白質の密度が判断材料の一つになると説明しましたが、脳の機能は、「前頭前野」に宿る2つの基本的機能の活動状態で測ることができます。

前頭前野とは、大脳の「前頭葉」という部分にあります。「考える」「記憶する」「アイディアを出す」「感情をコントロールする」「判断する」「応用する」など多岐にわたって高次で複雑な働きを担っています。

すべての動物のなかでもヒトは前頭前野が発達しているのが特徴で、大脳の約30%を占めています。人間の次に前頭前野が大きいと言われるチンパンジーなどでも、その大きさは大脳の7~10%ほど。人間が人間らしくいられるのは、その働きによるのです。そして、前頭前野は老化によって機能低下が起きやすい部位でもあります。

衰え始めると、記憶力、注意力、判断力、予測能力、思考力のいずれもが低下します。情動（感情）の抑制にも関係しているので、働きが低下すると感情のコントロールもうまくいかなくなります。

ヒトの脳の機能は、しばしばコンピュータに例えられます。前頭前野は、脳全体を制御するコンピュータと言えます。面白いことに、この前頭前野の機能の良し悪しは、コンピュータと同じように、計算速度の速さと計算を行うためのメモリ容量の大きさによって決まることが、私たちの研究で明らかになっています。計算速度に相当するものを考える速さを「情報処理速度」、計算を行うためのメモリを「ワーキングメモリ」と呼んでいます。

情報処理の速度については、年齢を重ねるにつれ脳のコンピュータが指令を出す速度が遅くなるため、運動や思考判断といった速度もゆっくりになってしまいます。

ワーキングメモリは、脳の中に記憶情報を留めて処理をし、処理し終わったらまた新しい情報を入れていく記憶の領域になります。情報処理をするための机の大きさというふうに考えてもらえばいいでしょう。

これも年とともに小さくなっていきます。ワーキングメモリが小さくなるということは、いろいろなことをするキャパシティが小さくなるということでもあります。

机が大きければ、ひとつの情報だけではなく、別の情報も机の上に置いておくことができるので、それを参照しながら効率的に作業をすることができます。しかし、机が小さくなると、のせられる情報の量が限られてしまうので、参照できる情報もほとんど置いておくことができません。

つまり、ワーキングメモリが小さくなると、何かをする際の「手順」や「目標」が整理しにくくなるため、個々の作業でもたついてしまいますし、同時並行で物事をこなすことが難しくなるのです。

じつは80代まで向上する「脳力」とは

こうした脳の機能低下は、いつ起こるのでしょうか。前頭前野の働きがピークに達するのは20歳前後。その後は年を追うごとに直線的に機能が落ちていきます（文献3）。

60代、70代になって急に衰えるのではなく、若いと言われる20代から少しずつ衰えていくのです。

つまり「物忘れが多くなった」「新しいことが覚えられない」と、脳の衰えを自覚する頃には、随分機能低下が進んでいるのです。前頭前野の機能は、放っておくとどんどん衰えていきます。そのまま衰えて、生活に支障が出るのがいわゆる「認知症」です。

記憶力や注意力、判断力や予測力、感情のコントロール力も手をこまねいていると20代から衰える一方と聞くと、暗い未来を想像するかもしれません。

しかし、不思議なもので脳には「まことの花」の力もあります。知恵や知識のピークは60代から80代だと言われます。種々の能力の衰えを、知恵や知識でカバーしていくことができるのです。また、五感（視覚、聴覚、触覚、味覚、嗅覚）で受け止める力、感じる力は衰えにくいことがわかっています。

そのため、若い頃に見た映画や音楽を、年齢を重ねてから観たり聴いたりすると、知恵や知識を蓄積した分、新しい発見や解釈が加わって、より奥深く楽しめることもあります。当時の思い出が蘇ってきて、懐かしく楽しい思いに浸ることもあるでしょう。こうした「ノスタルジア」も、脳を活性化します。

五感は前頭前野の機能と比べると、加齢による衰えが顕著ではないため、若い頃と同じように新鮮な感覚で楽しめる事柄もあるでしょう。

60代からでも脳は鍛えられる

このように脳の働きや役割は多様なので、ひと言で「衰えた」とは言えません。とはいえ、記憶力や注意力、判断力や予測力、感情のコントロール力といった脳の機能低下が、その後の人生の充実度に大いに関係してきます。

では、機能低下を防ぐための活動は、いつから始めればいいのでしょう？「60代で脳を鍛え始めても、もう遅いのでは」と思う人も多いかもしれません。しかし、脳は何歳からでも鍛えることができるのです。

世界中で行われた疫学的追跡研究（コホート研究）をまとめた結果（文献4）、たとえ高齢期以降になったとしても、知的活動を始めた人は、そうでない人と比較して、明らかにアルツハイマー病の発症確率が低くなると結論しています。

高齢者が始めた知的活動とは、特に難しいことではなく、本や新聞、雑誌を読んだり、クロスワードパズルを解いたり、ボードゲームをしたり、文化的・社会的イベントなどへ参加したりすることでした。

70代の中国人を対象としたコホート研究（文献5）でも、同様の結論が得られています。この研究では、読書やボードゲームなどのほか、麻雀を行う習慣も効果があると推察されています。

オーストラリアにおける大規模コホート研究（文献6）では、1万名以上の70歳の高齢者を追跡調査した結果、生涯学習、コンピュータ教室などへの参加であっても、ゲームやクロスワードパズルなどの知的活動であっても、参加頻度が高い人ほど認知症になりづらいことが明らかになっています。

ただし、この研究においては、本や雑誌などを読んだり、テレビを観たりやラジオを聴いたりする習慣の認知症予防効果は比較的弱いこと、社会的活動や他者との関わりには、統計的に意味のある認知症予防効果は認められなかったことが、報告されています。

何を行うのかによって、認知症予防効果はさまざまではあるものの、高齢期以降になってから、脳を鍛えることによって、認知症の予防が可能であることは、もはや明らかでしょう。

60代でも脳年齢は20代の「スーパーエイジャー」

多くの人の前頭前野の働きがピークを迎えるのは20歳前後で、その後は直線的に機能が落ちてしまいます。一方で、高齢になっても思考の回転スピードがまったく衰えず、記憶力も若い頃と同じ状態を保っている人がいます。

脳の研究者の間では、こうした高齢者を「スーパーエイジャー」と呼んでいます。いったい彼らの脳は、一般的な人とどう違うのか。米国の研究グループがその疑問に迫りました。

大部分の人の脳は加齢により萎縮していきます。ところが彼らの研究(文献7)によると、スーパーエイジャーたちの脳は年齢を重ねても萎縮せず、脳活動パターンや神経細胞ネットワークの一部が20代の脳に似ていました。脳が活性化しているときはその部分の血流が増えますが、彼らが何かを記憶し、思い出そうとしているときの脳をfMRI（磁気共鳴機能画像法）で観察したところ、20代の脳に匹敵する活動を示していることがわかったのです。

サンプルとしたスーパーエイジャーのなかには、高齢になっても語学学習をしたり、キリマンジャロの登頂を目指したりする人たちがいました。スーパーエイジャーたちは日常的に難易度の高い活動を行っており、こうした高度な活動が脳を成長させていると考えられています。

60代、70代になっても「ちょっと難しいチャレンジをする」ことで、脳を成長させ、20代のような機能を維持することができる。スーパーエイジャーたちの挑戦は、すべての人への示唆にあふれています。

脳トレは認知症の改善にも効果がある

「知的活動」が脳の認知機能を向上させるという実験の結果や、スーパーエイジャーたちの例を取り上げましたが、ではわれわれが日々実践できる、「脳を活性化する知的活動」とはどのようなものでしょう？　そのひとつの例として、「脳トレ」が挙げられます。

私と私の研究チームが開発した「脳トレ」は、まさに脳を活性化する知的活動です。「読み（音読）」と「書き」「単純な計算」を利用した脳の活性法で、子どもたちの脳を鍛えるための方法を考えるなかで見つけたものでした。「脳トレ」では、「読み」「書き」「計算」をできるだけ速いスピードで、かつ定期的、継続的に行うことを提案しています。

このトレーニングを「学習療法」として認知症治療の現場で取り入れてみました。私たちが開発した教材を、認知症の患者さんに支援者とコミュニケーションをとりながら継続的に行ってもらったのです。すると、多くの方に驚くべき変化が起こりました（文献8）。

例えば比較的軽度なアルツハイマー型認知症と診断された98歳の女性の場合、自分自身の過去の記憶をほとんど思い出すことができませんでしたが、学習療法を1年間行ったところ、再び過去の記憶を呼び起こせるようになったのです。それだけでなく、子どもの頃には家庭の事情で満足に勉強ができなかったことを思い出し、学習に非常に意欲的に取り組まれるようになりました。

そして99歳の誕生日に「英語の勉強をしてみたい」と、自ら英語の学習をするようになられたのです。その結果、１００歳では１００以上の英単語を覚え、英語で簡単な挨拶もできるようになりました。

学習療法は寝たきりで小指の先しか動かせない方にも目覚ましい効果が見られました。この方は読み聞かせからスタートしてひらがなを教えるといった学習を、３年間かけてじっくり行いましたから、ご本人はもちろん、スタッフのサポートや努力も並大抵のものではありませんでした。

努力の甲斐があり、次第に文章が認識できるようになり、車椅子での活動が可能となりました。その後、歩行訓練を続け、お正月には施設から自宅に帰ることもできるようになったのです。

このように、学習療法で脳を鍛えると、認知機能はもちろん、身体の運動機能も回復できるのです。読み、書き、計算を使った学習療法で、薬で治療できなかった認知症が改善できるというのは、私たち研究者にとっても大きな発見でした。認知症患者に学習療法を取り入れて症状が軽快した例は多く、海外でも効果が見られることから、使う言語や人種にかかわらず有効だとわかりました。

学習療法の目的は、なんらかの行為をできるだけ速く行うことで脳に軽い負荷を与えることにあります。誰もが取り入れやすく、すぐにできて負荷をかけやすい手段として、読み、書き、計算を使いましたが、教材はなんでもいいわけではなく、負荷に適した問題のレベルや量、スピードがあります。私たちは実際にｆＭＲＩ画像解析などで脳の状態を見て、前頭前野が活性化しているかを確認しながら作問しました。

ただ気をつけないといけないのは、「漫然と読み、書き、計算をしても効果がない」という点です。「脳トレ」がセンセーショナルな驚きをもって認められ、一大ブームを巻き起こした結果、誤った認識も広がってしまいました。

「計算ドリルがいい」「(いかにも脳に働きかけそうな) 文章がいい」という誤解が独り歩きして、似通ったドリルなども登場しました。しかし、計算も音読も、適切なレベルと量を、できるだけ速く行わなければ脳は活性化しません。

私が監修しているドリルやスマートフォンで挑戦できるアプリでは、正しい方法を紹介しています。自身の取り入れやすい方法で行ってみるのもよいでしょう。

日常のなかで手軽に取り入れられる方法として、新聞を使った音読もおすすめです。読売新聞の「編集手帳」、朝日新聞の「天声人語」、毎日新聞の「余録」、日本経済新聞の「春秋」など、一面の下にあるコラムは音読しやすい長さです。2分ほどで読めますから、続けやすいのです。

〈脳トレ目的で新聞を読むときの注意〉

- **できるだけ速く読む**
- **感情を込めず、機械的に読む**

・意味は捉えなくていい
・読めない漢字は読み飛ばしてもいい
・記録をつけて習慣化する

脳の処理速度を速くするためのトレーニングですので、可能な限り速く音読するように心がけてください。ｆＭＲＩ画像の解析結果などから、音読する速度が速ければ速いほど前頭前野が活性化することがわかっています。速さを意識すると、読み飛ばす、読めない漢字があってつかえてしまうといったことがあるかもしれませんが、できるだけ速く読むようにがんばってみましょう。速く読もうとするあまりに、発声がいい加減になってしまうかもしれませんが、はっきりと声を出しましょう。

しかし、朗読のように感情を込めて上手に読む必要はありません。抑揚をつけて情感豊かに読むと、脳はあまり活性化しないという科学的なデータがあります。「機械的に、速く、正確に」というのがポイントです。

また、意味を理解しながら読もうとするとスピードが落ちますから、「ただ読む」

ことに徹してください。まずはトレーニングとして速く音読し、トレーニングの後に、文章の意味をつかむためにもう一度じっくり時間をかけて読んでもいいですね。

前出のスーパーエイジャーたちの挑戦のように、前頭前野が活発に働くのは、脳に軽い負荷がかかった状態です。「ちょっと難しい」「ちょっと面倒」と思うくらいでないと、脳の負荷になっていません。続けているうちに「簡単だな」と思ったら読むスピードが落ちている、ラクなようにやり方を変えてしまっている可能性があるので、方法を見直してみてください。

トレーニングを行ったことを記録することも重要です。音読にかかった時間を書いてみましょう。所要時間が少しずつ短縮されていませんか？　楽しいこと、うれしいことがないと続けていけません。時間が短くならなくても、「1週間続いた」と成果を目で見て確認することで、モチベーションが高まります。

こうして反復をしているうちに、脳の「報酬系」と呼ばれる神経回路が刺激されます。報酬系はその行動をしたときに快感を覚え、何度も繰り返し行いたいと思わせる回路です。

報酬系の神経伝達回路の活性化は、アルコールや性行為などへ依存してしまう原因ともなりますが、運動や学習などで上手に報酬系の脳の仕組みを利用すると、三日坊主から脱却できます。報酬系と脳トレがセットになり、「今日は音読をしていないので、なんとなく落ち着かない」という状態になれば、しめたものです。

「書き」のトレーニングには、一面の大きな記事についている前文（リード文）が適しています。記事の内容を端的にまとめたもので、およそ300文字くらいの長さなので集中して取り組めます。縦書きの便箋タイプの用紙やノートに、書き慣れた筆記用具で書きましょう。

このとき、そのまま書き写すのではなく、脳がより活性化するようにちょっとした仕掛けをします。まずはひらがなで写してください。読めない漢字は、あらかじめ辞書（できれば漢和辞典）で調べてふりがなをふっておくと、筆写を中断することなく進めることができます。

次に、ひらがなで書いたものだけを見て、今度は別の用紙に漢字に直しながら書き写していきます。ひらがなを漢字に直すのは、漢字の書き取りと同様の効果があって、脳は非常に活性化します。漢字に直す過程で書けない字があれば、元の新聞記事を見ても構いません。

書写は音読や計算のようにスピードを意識しなくても前頭前野は活性化しますが、より脳トレ効果を高めるためには、字が汚くてもいいので速く書くことが肝心です。一度目は、とにかく速く書く。その次に、字のはね、止め、はらいなどに注意して楽しんで書くようにするとよいでしょう。

「計算」を使った脳のトレーニングとしては、新聞ではなく、例えば、トランプを使った遊びをしてみてください。トランプのカードをきった後に、3枚を選び、数字を暗算で足し算します。

このときにも、できるだけ速く計算することでのみ、脳トレ効果があることを忘れないでください。誰かと一緒に競って計算をすると、楽しく、かつ自然に速く解くことができます。3枚に慣れたら、4枚、5枚と足し算をするカードの数を増やしてみてください。

60代以降は習慣次第で大きく差が開く

ここまで、前頭前野の活動のピークは20代でも、知恵や知識のピークは60代から80代だということを述べてきました（P33参照）。脳が活発に、スピーディに情報を処理し、記憶として蓄積する年代（「時分の花」の時代）を経て、それまで培ってきた知恵や知識で脳の機能の衰えをカバーする、「まことの花」の時代がやってくるのです。

ここでは「まことの花」の時代、脳が第2のピークを迎えたときに、その脳力を高める方法を見ていきましょう。

人間の知能には新しいことを学習し、記憶するための「流動性知能」と、長年の経験、教育や学習から蓄積されていく「結晶性知能」があります。

結晶性知能は知識や経験を蓄積することで高まるという性質があります。知識や経験を積むことでより高次な能力を発揮し、判断がつくようになるのです。

流動性知能は20代以降、加齢とともに徐々に低下していくのに対し、結晶性知能のピークは60代。その後は80代でも20代のレベルを維持することがわかっています。まさに、亀の甲より年の功、長年の経験が貴重であることが科学的に証明されています。頭のキレがいい若者より、情報処理スピードが衰えても社会経験豊富な中高年のほうがマネジメントに秀でていることが多いのは、蓄積した情報を別の事例に当てはめて考え、過去に経験した対処法を応用し取り入れるなど、高次に判断できるからです。

結晶性知能のネットワークは、加齢とともに増殖し、連動して効率よく働きます。読み、書き、計算などで情報処理のスピードや記憶力を維持しながら、さまざまな経験を積んで結晶性知能を高めるように心がけると、脳の第2のピークがよりハイレベルになるでしょう。

この章で紹介してきた例からもわかるように、60代以降の習慣次第で脳の機能には大きな差が生まれます。次章からは、脳をいきいきさせる生活習慣を見ていきましょう。

第2章

続けると大きな差がつく毎日の習慣

「脳の刺激になっているか」で行動を見直す

前章では脳が衰える人とそうでない人の差や、一度脳が衰えてしまっても、トレーニングをすることによって、再び脳の機能を向上させることができるというお話をしました。情報を処理し記憶する能力は、脳に軽い負荷がかかるトレーニングをすれば、誰でも、何歳からでも底上げすることができるのです。

この底上げのための「脳トレ」のひとつとして、私は特殊な道具や準備がなくてもできる、新聞などを使った「読み（音読）」「書き（筆写）」と複雑すぎない「計算」を紹介しました。しかし、脳を鍛える方法はこの3つに限ったことではなく、日常生活のなかには、ほかにも脳のトレーニングになる事柄がたくさんあります。と同時に、ずっと続けていると脳の機能を衰えさせてしまう習慣や行為も多くあるのです。

まずは、日々のちょっとした行動を「脳の刺激になっているか」という観点で捉え直してみましょう。脳を使うように意識しながら生活すると、1週間、1か月と過ごすうちに大きな差がつきます。逆に脳によくないことを日々続けていると、残念なことに脳の老化が進んでしまいます。脳はよい影響も、悪い影響も受けてしまうのです。まずは自分の日々の過ごし方を見直してみてください。

そもそも、どのような生活が脳にいい影響をもたらすのでしょうか？

端的にいえば、それは「身体（健康）にいい」と言われる生活です。脳は身体の一部ですから、当たり前といえば当たり前ですね。栄養バランスのよい食事をとり、適度な睡眠をとり、定期的に運動をする。「食事」「睡眠」「運動」に留意して基本的な生活習慣を整えると、脳にもよい結果になるということが、さまざまな研究から明らかになっています。

次の項からは、具体的に「脳にいい習慣」「悪い習慣」を見ていきましょう。

頭の回転を速くするカギは朝にある

日本には「早起きは三文の徳」ということわざがありますが、西洋にも「朝の時間は、口に金《きん》をくわえている」（ドイツ）、「早起き鳥は虫を捕まえる」（イギリス）という言葉があります。朝早く起きて活動を始めると、心身ともにいい結果をもたらすということを、先人たちは科学的に証明されていなくても経験として感じていたのでしょうか。

一般的に、脳がいちばん働くのは朝と言われています。目覚めたのち、朝食をとってエネルギーを得ると、脳はとてもコンディションが良好になり、よく働くようになるのです。そして、1日のスタートとなる朝に脳を積極的に働かせることには、2つのメリットがあります。

ひとつ目は、短期的なメリットで、1日しか行わなくても効果があります。1日の始まりに脳を積極的に働かせると、特に午前中は処理速度や記憶力が上がった状態を保つことができます。この効果を狙って、学校教育の現場では「0時間目の読書」「朝の計算小テスト」など、始業時間前の時間を活用する例が多く見られます。

即効性があるので、「始業後すぐに集中したい」「今日はここいちばんの正念場で、朝からトップギアの状態で議論したい」という日には、朝食後に意識して脳を働かせてみるといいでしょう。

２つ目は、中、長期的なメリットで、こちらは継続しないと効果が得られません。毎日脳を積極的に働かせていると、認知能力が高まりますし、脳の体積が増えることも確認されています。とはいえ、何事も習慣になるまでが大変で、新たなことを始めても三日坊主に終わってしまうことも多いですよね。その点、朝は突発的、偶発的な事態が起こりにくいので、ルーティンとして続けやすいのです。

また、前章で触れたように朝は朝刊やニュース番組など、脳トレの教材に触れる機会が多いので、忘れずに「やらなきゃ」と思えるのです。

習慣化するためには、できるだけ具体的な目標を設定しましょう。目標が「毎朝なるべく新聞を音読する」などと漠然としたものだと、人はすぐ怠けてしまいます。例えば「朝は7時に起きて音読する」「5分間計算ドリルをやる」とイメージしやすく、達成したときに評価しやすい目標にしておくと、脳の報酬系の神経回路が働いて、「明日もやりたい」と意欲が高まります。

毎朝頭を使うことで、会話のテンポが軽快になり、アイデアもどんどん出てきます。質問にも的確に答えられる、いわゆる「頭の回転が速い」と評される人になるカギは、朝の時間の使い方が握っているのです。

予期せぬ出会いが脳を活性化させる

「朝に脳を働かせるのがいいことはわかったけれど、寝起きにそんなにがんばれない」という方もいるかもしれません。そんな人は、朝のボーナスタイムを散歩に充ててみてはどうでしょう？

人間の身体には年齢に関係なく平均で24・2時間の体内時計が備わっています（文献9）。放っておくと少しずつ、地球の周期に対し体内時計が遅れていくので生活時間とずれが生じます。ですが、朝に太陽の光を浴びると、この体内時計がリセットされます。

太陽光には「セロトニン」という神経伝達物質の分泌を促す力があり（文献10）、日光を浴びてセロトニンが分泌されることで身体はシャキッと目覚めた状態になります。

また、セロトニンには気持ちを明るくし、幸せな気分にする役割もあるので、心地よく1日のスタートを切れるのです。

目覚めを促す物質がセロトニンなら、眠りを促す神経物質は「メラトニン」です。セロトニンとメラトニンの分泌はセットとなっていて、日中にセロトニンが活発に分泌されると、その15～16時間後にメラトニンが分泌され、眠気を誘います。

ところが、残念なことにセロトニンは加齢によって分泌量が減っていきます。同時にメラトニンも減ってしまうので、ベッドに入ってもなかなか眠れない、目は早く覚めるけれどシャッキリしないという日が増えていきます。

起床後にカーテンを開けるだけでも太陽の光を浴びることはできますが、光を浴びる時間が多ければ多いほど、セロトニンの分泌量が増えることがわかっています（文献11）。積極的に散歩に出かけることで、太陽光を浴びる時間を増やしてみてはどうでしょうか？

脳の活性化には、「予期せぬ出会い」も効果的です。脳は新しい経験や知識を入れると刺激されます。見たことのない景色や思いがけない人やモノと遭遇し、うれしい驚きや喜びがあると脳機能が向上するのです。

よく知っている生活圏内でも、1本違う路地に入ってみるとそこは新しい世界です。いつもは電車に乗ってしまう区間を歩いてみるだけでも、「こっちでいいのかな?」「こんな家があるのか」と未知との遭遇の連続です。朝の散歩は脳にとっての思いがけない幸運（セレンディピティ）をもたらしてくれるかもしれません。

意外な「引きこもり率」が高い世代

朝に脳を働かせるには、具体的に目標を立てると習慣化しやすいと先述しました。「目標をもつ（立てる）」ということは、くせづけ以外の局面でも大切です。「目標を設定する」ということ自体が脳にいい影響を与えるのです。

突然ですが、皆さんは「引きこもり」と聞いてどんな年代の方をイメージしますか?不登校などの児童や若い年代が多いという印象かもしれませんが、2019年に内閣府が行った調査では、15~39歳の若年層の男性の引きこもり人口が約54万人なのに対し、40～64歳男性は約61万人という数字が出ています。

中高年男性に引きこもりの人が多いのは、仕事をリタイアして急に目標とするものがなくなったり、長年の習慣が崩れたりすることで、生活が乱れたり、社会との接点が薄くなったりしてしまうからです。

この引きこもり状態には、脳の老化を早めてしまう危険性があります。

引きこもりになると、人生そのものに対するやる気が大幅に目減りしてしまいます。脳を使ったり運動したりできないのはもちろんのこと、食事がおざなりになり、栄養が不足してしまうからです。すると頭の回転が悪くなり、外へ出ようとする意欲が湧いてこず、ますます脳の働きが悪くなり……と、負のスパイラルに陥ってしまいます。

この悪い状況を打破するきっかけとなるのが、「目標をもつ」ということです。目標を設定し、それを実現するために、作戦を立てて実行する。うまくいかないときは作戦を修正し、再チャレンジをする。ビジネスや日常生活でも必要とされることです。

この一連の作業を行う能力のことを、認知科学や心理学では「実行機能」と呼んでいます。実行機能は前頭前野の中核となる機能で、さまざまな心の働き（認知機能）

を支えていることがわかっています。前頭前野の機能ですから、普通に暮らしていると、加齢に伴い自然に低下していってしまいます。仕事や生活のさまざまな局面で、目標を設定すること自体が、脳トレにつながり、生活の質の向上に役立つのです。

目標に向けて行動することで、生活にもメリハリが出て外出の意欲も湧いてくることでしょう。立てる目標は、「図書館に行って本を3冊借りる」「新しい料理をつくってみる」など、生活のなかのひとコマといった内容で構いません。ただし、必ず紙に書き出してクリアできるまで見るようにしてください。繰り返し見ることで、成功率が大幅にアップします。

目標を立てることを習慣化すれば脳が若返る

一度決めた目標を達成するためには、目標設定にも工夫が必要です。国立精神・神経医療研究センターの発表（文献12）では、大きな目標を達成するには最終的な目標だけでなく、途中の過程に「サブゴール」を設定するのが効果的だとわかりました。

この研究では被験者にパズルを用意して、最後まで完成させることを目標にしてもらいました。そのなかでやり抜くことが難しそうな人にも、目標を細分化して「サブゴール」を複数設定し、途中で達成感を得られるような仕組みにしたところ、最後までやり抜くことができたのです。

そして、目標を達成した人たちの脳は、将来を見越して自分がすべきことを考える働きがある「前頭極」の構造に明らかな変化が見られました。灰白質（神経細胞層）の体積が増え、神経線維にもより情報伝達が確実になるような変化が生じていました。「目標の細分化は脳構造の変化を促進し、目標達成を支援する」ことがわかったのです。

例えば1か月後の仕事の会議用に100枚のスライドが必要だとします。いきなり100枚を用意するとなると、気持ちがついていかないかもしれません。しかし、「今日は全体のテーマ決めをする」「その後3日間は資料を探す」という具合に目標を細切れにして、少しずつ達成できるようにしましょう。

何度も「達成できた」という成功体験を積み重ねるうちに、前頭極が変化します。脳の報酬系の神経回路も強化されていくことでしょう。

最初は「計画倒れ」でもいいのです。「目標を立てる」という喜びを知り、近くにサブゴールポストを置いて、達成する経験を積み重ねましょう。目標をクリアする心地よさが、脳も心も元気にしてくれます。

歯みがきで認知症リスクを軽減できる理由

ところでみなさんは、朝晩歯みがきをされていますか？

ご存じの方も多いかもしれませんが、歯みがきと脳の機能には関連があります。口腔機能が低下すると認知症のリスクが高まるなど、脳に悪い影響があることが複数の研究からわかっているのです。

私が所属する東北大学でも65歳以上の方を対象に、口腔状態と認知症について調べた研究データ（文献13）があります。

この方たちの歯の数、咀嚼困難、むせ、口内乾燥などを調べたところ、歯の数が19本以下の人の認知症発症リスクは1・12倍、歯が0本の場合は1・2倍、咀嚼困難の人で1・11倍、口腔乾燥がある人で1・1倍になることがわかりました。

むせと認知症の間には、統計学的に有意な関連は見られませんでしたが、口腔機能が低下している人ほど認知症発症のリスクが高くなることが確認できました。

口腔の健康状態が悪化すると、認知症発症のリスクが高まる可能性があることはこれまでもわかっていましたが、そのメカニズムを説明する研究はほとんどありませんでした。

では、なぜ歯の状態が悪いと認知症リスクが高まるのでしょうか。

東京医科歯科大学（2024年10月～東京科学大学）大学院らの研究グループが歯の本数と認知症発症にどういった要因が関連しているかを調べたところ、歯が少ない人では認知症発症が多く、またそれには友人や知人との交流などの社会的な要因や、野菜や果物摂取といった栄養に関する要因が関連することがわかりました（文献14）。

特に、男性では、友人や知人との交流などの社会的な要因が約14％、女性では野菜や果物摂取といった栄養に関する要因が約8％と大きな役割を果たしていました。

この結果から歯が少なくなると、うまく話せない、思いきり笑いにくい、相手と同じものを食べにくいといった理由で人と会うのをためらったり、野菜などのかみにくい食べ物を避けがちになってしまったりする、といったことが影響した可能性が考えられます。人と会うことは脳によい効果を与えるので、それを避けるようになってしまうと、結果的に認知症発症の可能性が高まるということです。

研究グループはこの結果から、歯をできるだけ残すことは、家族や友人との社会関係を維持することにつながり、また良好な栄養状態は、認知症発症を予防する可能性があるのではないかと説明しています。

また、歯の本数だけではなく、歯周病もできるだけ若いうちから意識することが重要です。

東北大学が55歳以上の方を対象に歯数、歯周病と脳の海馬の萎縮との関係を解析したところ、軽度の歯周病の人の場合、歯の数が多いほど海馬の萎縮は遅くなるということがわかりました。このデータからも、歯の数が認知機能のみならず、脳の大きさにも影響していることが推察できます（文献15）。

ただし、重度の歯周病の場合は、歯が多いほど左海馬の萎縮が速くなるという結果も出ているので、治療困難な重度の歯周病の歯を無理に残すことは、海馬の萎縮速度を速める可能性があると言えます。これらの結果からわかるように、まずは歯周病にならないよう、予防していくことが大切なのです。

現在、日本人の45歳以上の過半数は歯茎がゆるみ、歯と歯肉の境目に「歯周ポケット」と呼ばれる溝ができていると言われます。全年齢層の約40％は歯肉からの出血が認められ、年齢が上がるにつれて出血する率も高まります。

ミドルエイジになると約半数の人が歯周病トラブルを抱えているといえるわけですが、口腔状態は、良好な人と悪い人の両極端に分かれます。そして、50代中盤からは、歯を失う人が急激に増えていきます。

食後の歯みがきをおろそかにせず、口の中の状態に気を配る。日常のなかで「当たり前」となっている歯みがきには、脳の健康を保つためにも大きな意味があります。

すぐにスマホに頼る習慣が脳をダメにする⁉

ここまで「脳のために行うといい習慣」について取り上げてきました。次に、「やらないほうがいい習慣」についてお話しします。

なんといってもやめたいのは、安易にスマートフォンに頼る習慣です。

この20年ほどの間に、私たちを取り巻く環境は大きく変わりました。スマホ、パソコン、タブレットなどの電子機器が急速に発達して、今や日々の生活に不可欠となっている人が多いことでしょう。しかしこれらの長時間利用は、脳に大きなダメージを与えます。そのことは単なる印象ではなく、科学的な実験で見えてきた事実です。

私たちが行った調査(文献16)では、スマホやタブレットなどのマルチメディア端末に触れている時間が多い子どもは、大脳の約3分の1の領域と、大脳白質（神経線維）の多くの領域で発達が停滞していることがわかりました。

また、前頭前野の活動が低下し、情動の抑制が利かなくなり、キレやすくなることがわかっています。本来子どもは家族や友人と語らい、遊びや運動で身体を動かすことで心身が刺激され、脳も発達していくのです。ところがこうした機会が電子端末を始終触っていることで失われ、脳の発達にも影響していると考えられます。

では、脳が成長した後の成人ならいいのでしょうか。デジタル機器に依存した生活は、成人であっても脳に悪影響を及ぼします。

第1の弊害は、集中力の欠如です。スマホで何かを検索したり、コンテンツを視聴したりすると、関連動画やほかのコンテンツが表示されることがありますね。こちらの意思とは関係なく、短い間隔で絶え間なく異なる情報が与えられます。ひとつの情報を見ることに集中しようとしても、別の情報が割り込んできて集中できません。

このように、さまざまな情報が割り込んできて、注意がいろいろなものに（勝手に）向いてしまい、ひとつのことに集中できないことを心理学では「スイッチング」と言いますが、デジタルで提供されるコンテンツは、数多くの動画を見てもらうことで収益が上がる仕組みになっています。

そのため、わざと集中力が途切れ、ほかの番組に興味が向くようにつくられているのです。しかし、この「スイッチング」を繰り返していると、脳は電子機器に触れていない時間も集中力が弱まり、注意力散漫になります。

第2の問題は、記憶力の低下です。先にも触れたように、脳の前頭前野は「ちょっと難しい」「ちょっと面倒」というときに活性化します。例えば何かわからないことがあったときに、辞書で調べると前頭前野が働きますが、スマホで調べ物をしても、ちっとも活性化しません。

これは、すぐに答えがわかる、覚えられなくてもまたすぐ調べられるということで、脳が怠けてしまい、覚えたり、理解したりするのをやめてしまうのです。この「スマホで調べたけれど、忘れちゃった」という状態は、皆さんも経験があるのではないでしょうか。この脳活動が上がらない状態は、調べ物だけでなく、SNSツールでのメッセージのやり取りでも起こります。

スマホやパソコンの、文字の予測変換機能も脳のためにはよくありません。言語能力を衰えさせてしまいます。

私は以前、手書きで手紙を書く場合と、パソコンや携帯電話で文字を打つ場合の脳活動を比較する実験を行いました。すると、手書きの場合は前頭前野が活性化しましたが、キーボードや携帯電話で文字を入力しても前頭前野はほぼ反応しませんでした。文字を手書きで書くときには漢字をイメージする、イメージしたものを書いて再現する、という2段階の脳の使い方をするのに対し、キーボード入力ではこうした過程が不要になります。さらに予測変換機能を使えば、その語句を思い出したり、理解したりしていなくても文章が書けてしまうのです。

前頭前野が働かなければ言語能力は高まりませんし、新たに触れた言葉を覚え、語彙を獲得することもないのです。

語句の調べ物だけでなく、スマホの地図のナビゲーションシステムも同様です。自分のいる位置をイメージしながら把握する、目的の場所を調べてそこに至る道を探す、といった脳の活動が不要になるのですから、こうしたことを繰り返しているうちに当然脳の力が衰えます。

3つ目の問題点は、コミュニケーションへの影響です。わからないことがあったとき、今までなら「身近な人に聞く」「どこかに出向いて相談する」という具合に、そこには対人コミュニケーションが存在していました。

ところがスマホで調べ物をすると、「実際に人に会って対話する」という機会がなくなってしまいます。先にも触れたように、脳をいきいきと働かせるには脳トレのような脳の刺激だけでなく、社会に関わる生活習慣も非常に大切です。

あえての「ちょっと不便」が脳に火をつける

人は直接会ってこそ心が通じ合うということが、科学的に立証された実験があります。コロナ禍の2020年、オンラインコミュニケーションが増えてきたときに、私は東北大学の学生たちに協力してもらい、「対面」と「オンライン」のコミュニケーションに違いはないか、緊急実験を実施しました。

同じ学部、同じ性別の5人でひとつのグループをつくってもらい、対面会話とオンライン会話の両方を行いました。話題は盛り上がるものならなんでもよし。この際、他者の気持ちを理解するときに活動する前頭前野の背内側面の活動を測りました。

実験の結果、対面で会話したときにはグループのメンバー全員の脳の活動が、同じところで高まったり、下降したりしていました。他者の感情を理解し、共感して5人の脳が明らかに「同期」したのです。一方、オンラインでは表面的には対面会話のときと同様に、笑い声も上がり、共感を示す言葉が聞かれ、和気藹々《あいあい》としているように見えたにもかかわらず、脳の活動に同期は起こりませんでした。

異なる個人の間で背内側前頭前野の活動が同期するのは、共感状態にあるときだということがほかの研究(文献17)で明らかになっています。対面では脳は共感状態にあることが示されていましたが、オンラインではまったくその兆候が見られませんでした。

スマホを中心とした電子機器の浸透は、未知の大きな変化をもたらしました。日常生活では「不便」と感じられていたことの多くがデジタルデバイスのおかげで解消しましたが、果たして本当に、これは「便利」なのでしょうか。

ヒトは脳を使い、脳を活性化することで知識を得て、新たな技術を生み出してきましたが、ここにきて私たちは電子機器に依存するあまり、「電子機器を使う」のではなく、「電子機器に使われる」フェーズに足を踏み入れてしまったのかもしれません。こうした暮らしを続けていくことで、脳にはどれほどのダメージになるか。それはまだ、人類が経験していないことで、影響の度合いはわかりません。

デジタル機器への依存の弊害は子どもたちに顕著ですが、65歳前後の人たちもまた、パソコンに触れることが多くなった世代で、じつは依存度が高いのです。電子機器のネガティブな性質に無自覚なまま、機器を使いこなしているので注意が必要です。

調べものをしたり、SNSを確認したり、動画を視聴したり、スマホの使い方はひとつではないので使用時間を決めることが難しいのですが、まずは自分がどれくらい、スマホ漬けになっているかを確認してみましょう。

スマホには「スクリーンタイム機能」といって、使ったアプリやアクセス時間が記録されています。1週間ほどスクリーンタイムをチェックしてみて、平均して1日に1時間以上スマホを使っている場合は、スマホ依存度が高いといえます。脱スマホに向けて、使い方を見直してみてください。

わからないことがあれば、紙の辞書で調べる。人とコミュニケーションをとるときは、スマホのメッセージではなく、電話をかけて話をする。電話をするより、実際に会いに行く。ちょっと不便、ちょっと面倒な方法を選んで脳の老化を食い止めましょう。

第3章

脳と身体が健康になる運動習慣

老いを成熟に変える「スマート・エイジング」

ここまで、加齢によって脳と身体の状態が変化するのは、死が避けられないのと同様に、誰にとっても必定のものだとお話ししました。ですが、「老化」としてただ衰えるに任せるのではなく、心がけと日々のちょっとした努力によって、老いという変化を「成熟」に変えることができます。60代以降も脳の機能を保ち、高める術を探っていけるのです。

これは東北大学加齢医学研究所が提唱している「スマート・エイジング」という考え方で、もち合わせている力を磨き、人生を豊かにしていく年齢の重ね方です。「今を生きる」考え方であり、目指したい生き方そのものでもあります。

このスマート・エイジングを実践するためには、

① 脳を使う習慣
② 運動習慣
③ バランスの取れた食事を食べる習慣

④　良質な睡眠習慣

⑤　社会に関わる生活習慣

という5つの条件を達成する必要があります。3章ではこのなかの、運動習慣についてお話ししたいと思います。

「歩く距離」と「歩数」は65歳から急激に減る

「脳を老けさせない運動」と聞くと、特別な運動を思い浮かべるかもしれません。前頭前野を活性化させるためのエクササイズなどもありますが、脳を活性化して、いきいきと働かせるのには何も特殊なエクササイズばかりではなく、まず「歩く」という、人間としてごく基本的な動きが大切なのです。

にもかかわらず、じつは歩く距離や歩数は年齢とともにぐっと減っていく傾向にあります。厚生労働省のガイドでは、成人の場合は1日8000歩以上歩くことを推奨していますが、皆さんは普段どのくらい歩いているでしょうか？

厚生労働省では毎年「国民健康・栄養調査」という全国規模の健康統計調査を行なっています。このデータを利用して、居住地や年齢、性別、就労の有無などでグループ分けをし、1日の歩数の違いを比較検討した調査(文献18)があります。

これによると、男性の1日の歩数の平均は約7200歩、女性は約6300歩。都市規模が大きい地域に住む人は男女ともによく歩く傾向にあり、男性の平均は約7600歩、女性は約6900歩なのに対し、小規模の町村に住む男性の平均歩数は約6600歩、女性は約6000歩でした。

65歳以上になると歩数は少なくなっていき、都市部の男性の平均は約6100歩、女性は約5000歩、町村部に至っては男性が約5200歩、女性は約4400歩まで歩数が落ち込んでしまいます。

歩数の差は移動手段として乗用車を利用する頻度が関係していると考えられ、鉄道やバスといった公共交通機関が充実している都市部では、乗り換えのために、皆よく歩き、規模が小さくなるほど歩かずに車を使ってしまう、という実態が見えてきます。

また、歩数は仕事をしているか、していないかによって差がつきやすく、65歳以上になると急激に歩行数が減るのは、仕事をやめ、家で過ごす時間が増えることも一因に考えられます。65歳という年齢が、生活パターンに変化が生じるターンポイントであることがわかる結果ではないでしょうか。

ここで、日々の歩行距離と認知症発症確率の関係について、ホノルル在住の日系人を調査した研究をご紹介します（文献19）。この研究では、1日平均で3・2㎞以上歩く人たちのアルツハイマー病発症数は、それ以下しか歩かない人たちと比較すると約40％程度低下していました。3・2㎞は概ね4500歩強の距離です。

面白いことに、脳出血や脳梗塞などといった脳血管の病気をきっかけとする認知症の発症確率は、歩行距離とは関係していません。

こうした疫学データを解釈するときには、誰を対象とした研究かに注目することはとても大切です。なぜなら、この研究の対象は日系人で、私たち多くの日本に住む日本人とは生活環境が大きく異なります。なので、例えばこの研究でも3・2㎞という距離だけに大きくこだわって判断するのは危険かもしれません。が、そう言いつつも、平日は約3・5㎞歩く私にとって、この論文は心の安心になっています。

ちなみに、私は「はじめに」で、車移動を改めて歩くようにしたと、ちょっと自慢気に書いてしまいましたが、じつのところは、通勤の往復で歩く距離は3・5km程度、歩数にすると5000歩にもなりません。オフィスではもっぱら机に座りっぱなしなので、読み進んでいただけるとわかりますが、かなり私の脳はまずい状況にあることは自覚しています。

そこで、脳トレ教授が認知症になったとSNSで嘲笑されないようにするため、「お勉強」した知識を生かして、歩くときは少し息がきれる程度の速さで、さらに運動不足している分を「脳トレ」で補う工夫をしています。

この後の項から、なぜ「歩く」というごく当たり前の行為が脳にとって重要なのかを紹介していきたいと思います。

歩く速さ＝認知機能!?脳と歩行の意外な関係

最近人通りの多い道を歩いていると、人の波に乗れない。グループで歩いていて、気づいたら集団の輪から遅れていた。そんなことはありませんか？　身体が衰えたと思ってしまうかもしれませんが、じつは脳が衰えている場合もあるのです。

自分の脳はどれくらい健全か、そんな疑問に答えてくれるのが、歩行速度です。私たちは何気なく歩いていますが、歩行には脳のいろいろなネットワークが使われています。歩行はただ足を前後に動かすだけでなく、周囲の音を聞いたり、風景を見て認識したりする必要もあるため、脳のネットワークがスムーズに連携できなくなると、歩行速度が遅くなったり、足元がふらついたりといったことが起こりやすくなります。

認知症の前段階と言われている軽度認知障害（ＭＣＩ）の判断基準のひとつには歩行の速さが採用されており、足腰の筋力の低下がない場合、歩行速度が秒速80㎝以下だと「軽度認知障害の可能性あり」と判断されます。

米国の研究グループが歩行速度と認知機能、健康状態の関わりについて調べたところ、歩行速度の低下は認知機能の低下と直接的な関係があることもわかりました（文献20）。

60代の人の通常歩行時の歩幅は、平均50㎝くらいとされていますが、認知障害が始まると歩幅はどんどん狭くなり、歩行速度も遅くなってきてしまいます。比較的わかりやすい例を挙げるとすれば、横断歩道の渡り方です。信号が青になって渡り始め、赤に変わる前に渡りきれなくなったら……注意が必要です。

また、歩きながら音楽を聴く、歩きながら他の人と話をするといった、2つのことを同時に行う「ながら動作」も脳の健康度合いをチェックする指標になります。

皆さんは、駅の階段を若者が携帯を見ながらだーっと駆け降りていく姿を見かけることはありませんか？　危険だと思わず顔をしかめる人もいるかもしれませんが、じつはこれは高度な（シニア層にはハイリスクな）デュアルタスクで、脳の機能が低下してくると行うことができません。

そして、この「ながら動作」ができなくなるという現象は、これまで65歳以上に起こるものだと考えられていましたが、実際は50代半ばから始まっているというのです。

米国の研究グループがスペイン人の40～64歳の男女を対象に行った実験（文献21）で、ただ静かに45秒歩いてもらう回と、暗算問題に答えてもらいながら歩く回を設けたところ、静かに歩くテストでは年齢に関係なく、ほぼ一定の結果が得られました。

一方、計算問題も課した場合は、54歳以降は、年齢が上がるにつれて歩行速度が遅くなりました。また、認知機能テストの成績は、計算をしながら歩く速度と比例していました。これは、年をとると「ながら動作」が難しくなるということ、認知機能が低下すると「ながら動作」が難しくなることを示しています。

これらの実験結果から、歩くことと認知機能の相関関係が見えてきたのではないでしょうか。認知機能が高ければ歩行がスムーズで、さらにデュアルタスクも難なくこなすことができる。しかし、認知機能が落ちてくると、「歩く」というごく基本的な動作にも影響が出てくるのです。

そもそもなぜ、歩くことが脳にポジティブな影響を与えるのでしょう。

これは、よく歩くことが脳のネットワークの活性化につながるからです。歩くことで血液がよく循環し、脳の栄養分となる「脳由来神経栄養因子（ＢＤＮＦ）」が増加します（文献22）。ＢＤＮＦは脳の神経細胞の活動を支え、神経細胞間で情報を送り合う神経線維を長くしたり、枝分かれさせたりすることを促進しています。それによって、新しい情報を取り込んだり記憶を保持したりする認知機能がアップするのです。

まずは、歩くことを習慣づけて、脳のネットワークを活性化させましょう。

住む場所で認知症リスクが変わってくる⁉

先ほど、1日あたりの平均歩数は大きな都市ほど多く、町村部では少なくなるというお話をしました。じつは、都市規模だけではなく、どんなエリアに住むかによっても認知症のリスクが変わってくるのです。

東京医科歯科大学（現・東京科学大学）のグループが、65歳以上の高齢者を対象として、自宅近くの歩道の面積と認知症の関連を分析しました（文献23）。その結果、歩道面積の割合が高い地域に住む人のほうが、認知症リスクが45％低いことが明らかになったのです。

ちなみに、住んでいる地域の都市規模別（都市部か地方か）でも比較をしているのですが、歩道面積の割合によって認知症リスクが低くなるのは、都市部だけだという結果になりました。

理由として、地方では移動の際に車を使うことが多く、そもそも歩道を歩く機会が少ないため、認知症発症との関連が薄いということが考えられます。

そのため、都市部に限った話にはなってしまうのですが、歩道が多く歩きやすいエリアに住むことが、認知症の発症予防につながるといえるでしょう。

都市部では、公共交通網が発達しているため、車を使わずに生活できます。駅や停留所までや、乗り継ぎなどで歩くことになり、日常習慣のなかに歩くことが自然に組み入れられているのです。都市部のなかでも歩きやすい場所に住むことで、さらに歩く機会や距離が増え、脳も活性化するはずです。

と、論じたものの、認知症予防のために引っ越しをするのは現実的ではありません。自戒をこめてにはなりますが、少しだけ毎日の生活で工夫をして、歩行する距離を延ばす、歩くときはできるだけ速い速度で歩くことを心がける、といったところから始めればよいと思います。

こちらで紹介した研究においては関連性が見られなかったのですが、先述したように歩くこと自体が脳によい行為なので、地方に住んでいる方の場合でも近所へのちょっとした移動に車を使わずできるだけ歩くよう意識してみてください。

ちなみに、日本は先進国のなかでは歩道の設置割合が少ないと言われています。これからの街づくりで歩道の整備が進められると、認知症予防の観点からもうれしい効果が得られるのかもしれません。

60代以上の「もの忘れ」にも有効な有酸素運動

ここまで、普段の生活のなかでの歩行と脳の関係性についてご紹介してきましたが、特に60代以上の人の脳活動を活性化するには、有酸素運動も効果的です。

例えば米国の追跡調査研究(文献24)では、15分以上の歩行、ハイキング、自転車、エアロビクス、体操、水泳、水中エアロビクス、ストレッチなどを週に三日以上行っている人は、それ以下の人よりも認知症の発症率が30％ほど低くなると報告されています。

別の、やはり米国人を対象とした研究(文献25)では、中年期以降に、20分以上の息が切れるくらいの有酸素運動を週に2回以上行う人たちは、そうでない人たちと比べて、アルツハイマー病の発症確率が30％程度になっているという報告もあります。

日本人が対象の研究として、ジョギングやウォーキング、水泳などの有酸素運動と作業記憶能力の関係を調べた中央大学と筑波大学のレポートを見てみましょう（文献26）。

この調査は65歳から74歳の高齢者と、18歳から24歳の若年成人に対して行われました。参加者にはパソコンで数個前に表示された文字と、今表示されている文字が同じかどうかを判断する課題と、同様の方法で図形の差異を判断する課題を解いてもらいました。そして、反応時間と正解率を評価すると同時に、課題に取り組んでいる間の脳活動をモニタリングしました。

すると、高齢者は若年成人より成績が低くなりましたが、その一方で高齢者の方が若年成人よりも脳の前頭前野の多くの部位が活動していることが確認されたのです。また、有酸素能力が高い高齢者ほど、この高齢者特有の脳活動が活発になり、課題成績が高くなりました。

これは皆さんにとっても、少し意外な結果かもしれません。なぜ若年成人より成績が低い高齢者のほうが、前頭前野が活発に動いたのでしょうか？

高齢者は脳機能の低下を補うように、前頭前野の多くの領域を代償的に動かしている、というのがその理由です。さらに、有酸素能力の高い高齢者は、作業記憶能力テスト中の代償的な脳活動が特に活発だったのです。

ちなみに、有酸素能力とは「全身持久力」のことで、長時間にわたって一定の強度の運動を続けられる能力を言います。ウォーキングやジョギング、水泳などの有酸素運動を長くできる高齢者ほど、作業記憶も優れているという結果が出たのです。

作業記憶とは、いわゆる「ワーキングメモリ」と言われるものです。人は会話や計算をするなど、何かの作業をするときに必要な情報を一時的にワーキングメモリに記憶し、情報を整理、コントロールしています。

しかしながら、この作業記憶は加齢とともに能力が低下していくことがわかっています。「集中力が落ちた」、「もの忘れが多い」、「会話がかみ合わない」、「計画を立てることが難しくなった」といった困った事態は、ワーキングメモリの働きが落ちてしまったことで引き起こされているかもしれません。それが日々、有酸素運動をすることで改善できるかもしれないのです。

必ずしも「1日1万歩」でなくてもいい

とはいえ、いきなりジョギングや水泳などの有酸素運動を始めるのはハードルが高いと感じる人もいるでしょう。誰もが始めやすい有酸素運動の代表的なものとしてはウォーキングがあります。

ここまでに、歩くことで「脳由来神経栄養因子」が増加し、情報を送り合う神経線維が長くなるというお話をしました。歩くこと自体、脳にポジティブな効果がありますが、「有酸素運動」として運動効率を上げるためには、次のことにも留意しましょう。

- **腹式呼吸を心がける（鼻からゆっくり息を吸い、口からゆっくり吐く）**
- **意識的に大股で歩く（ひざを曲げずにつま先を真っすぐに振り出す）**
- **速く歩く（軽く息が上がるくらいのペースで歩く）**

簡単だと思いがちですが、意外とできていない人も多いポイントです。ただ漫然と歩くのではなく、リズムよく歩くことを意識して、酸素を身体に行き渡らせましょう。

また、有酸素運動などの運動習慣があると、脳の容積が大きくなるという研究結果もあります。米国の研究チームが約1万人の脳のＭＲＩ画像を解析したところ（文献27）、ウォーキングやランニングなどの運動習慣がある人の脳は、灰白質や記憶を司る海馬の容積が大きい傾向にあるという結果が出ました。

灰白質は神経細胞（ニューロン）の細胞体が集まる領域なので、有酸素運動を続けることは、認知症のリスクを低減し、脳の大きさを維持するのにも役立っていることがわかります。

この研究で注目すべき点はもう一つあり、歩く距離が1日4000歩程度でも脳の健康によい影響を与えることが示されたことです。運動習慣がない人が、いきなり「1日1万歩を目指しましょう」と言われてもなかなか歩けませんが、4000歩なら多くの人にとって達成可能な目標となるのではないでしょうか。

百里の道も一歩から。まずは4000歩を目指して歩き始めてみましょう。

「筋トレ」が認知機能に与える影響

ここまで、有酸素運動が認知機能低下の予防に効果があると紹介してきましたが、筋トレの場合はどうなのでしょうか。

昨今、生活習慣病の改善、メンタルの安定といった筋トレの健康効果が注目されていて、パーソナルジムや、すき間時間に手軽に運動ができるジムなども増えているようです。そうしたブームもあって、筋トレをしている、もしくは、やってみようと思っている人も多いのではないでしょうか。

筋力運動が認知機能に与える効果に関しては、さまざまな研究が行われています。例えば、1回だけでもレジスタントトレーニング（筋力運動）を行うと、効果量は限定的ですが、さまざまな認知機能が向上することが証明されています（文献28）。

オーストラリアで行われた調査研究（文献29）では、認知症の前段階といわれている軽度認知障害（ＭＣＩ）のグループが半年間筋力運動を行った結果、実行機能が向上することも証明されています。

私たちは地域の高齢者に、筋力運動と有酸素運動を組み合わせるサーキットトレーニングを行わせ、その前後で認知機能にどのような影響が出るのかを調べました（文献30）。その結果、何もしない対照グループと比較して、週3回4週間のサーキットトレーニング後に、情報処理速度、記憶力、実行機能などが向上することが証明されました。

一方、名古屋大学の研究チームは、有酸素運動と筋力運動が認知機能に与える影響を直接比較しています（文献31）。その結果、有酸素運動を行ったグループのみが、何もしない対照グループと比較して、週2回半年間のトレーニングで記憶力が向上していました。

運動の頻度や強度など、いろいろな条件によって研究結果には違いがでますが、有酸素運動ほどではないにせよ、筋力運動も認知機能向上に有効であり、認知症を予防できる可能性が高いと結論づけることができます。

「誰かと一緒の運動」が脳の老化を食い止める

中高年になるまで運動習慣のなかった人が、毎日身体を動かすのはなかなか骨の折れることです。「今日はいいや」「やっぱり私には無理」という思いが首をもたげてくることでしょう。ですが、脳の性質を上手に利用すれば、このネガティブな思いを打ち消すことができるのです。

その仕掛けのひとつとして、運動するたびに自分に「ご褒美」を与えるという方法があります。脳の「報酬系」の神経回路を刺激するのです。

カレンダーに印をつけていってもいいし、アプリなどで歩いた距離や運動した時間などを記録していく、1回運動するごとに100円を貯めていき、10回分まとまったらおいしいケーキを食べに行くなど、わかりやすいインセンティブをつけるのです。

成果が目で見える形で増えていくと、それがモチベーションになって運動するようになります。そうしていくうちに報酬系回路が運動をするという行為と紐づくと、カレンダーに印をつけなくても、「運動しないと気持ちが悪い」という状態になります。

一緒に運動する仲間を見つけるのもいい方法です。仲間がいれば三日坊主で離脱することが減りますし、認知機能低下の予防にもよい効果があることがわかっています。筑波大学と山口県立大学のグループが、平均年齢77歳の男女を対象に4年間にわたって追跡調査し、一人よりも複数人で運動をするほうが認知機能の低下を予防する効果が高いと発表しました（文献32）。

週2回以上の運動をすれば何人で行っても認知機能障害を抑制する効果が期待できますが、仲間と行うほうがより効果が高いということが、調査のなかで明らかになったのです。このことから1人で行う運動だけでなく、仲間と運動する機会を増やしていくことが重要だということがわかりますね。

とはいえ、定期的に一緒に身体を動かす仲間がいるという人は、あまり多くはないかもしれません。もし一緒に運動できる仲間がいない場合は、ジムの集団で行うプログラムや地域の健康教室などに参加してみるのもおすすめです。また、夫婦で時間を合わせてウォーキングしてみる、といったことでもよいかもしれません。

具体的な仲間の構成といった詳細についてはさらに検討していく必要がありますが、

この研究結果は、いみじくも私たち東北大学加齢医学研究所のスマート・エイジングのあり方、「老いを成熟に転換するためには運動習慣と、社会に関わる生活習慣が大切である」という提唱とも重なってくるものです。

次章では、脳の老いと食事、睡眠習慣についてみていきましょう。

第4章

「老けない脳」をつくる食事と睡眠の習慣

仕事や年収にまで影響を及ぼす朝食習慣

前章までで、年齢を重ねても処理能力や記憶力といった「脳力」を衰えさせないためには、運動習慣をもつことが大切だということをおわかりいただけたと思います。この章では「食事」と「睡眠」と脳の関係についてお話しします。

60代以降になると、体力と気力の低下や家族の人数が減ったことで、以前よりも食事に手をかけなくなる人も多いかもしれません。ですが、食事の内容は脳のパフォーマンスに直結しています。特に朝食をとるか、とらないかは勉強、仕事、スポーツ、メンタルと、生活にかかわる多方面に影響を及ぼします。朝食を食べるか食べないかで脳機能に明らかな差が出てくるのです(文献33)。

そうした差のひとつの例をご紹介します。私たち東北大学が、朝食習慣がどのような影響を与えるか調査したところ、子ども時代に限らず、大人になってからも朝食を食べる習慣がある人たちのほうが仕事へのモチベーションや集中力が高いことがわかっています。また、年収にも関係していて、朝食を毎日食べる習慣のある人たちの生涯年収は高い層に集中しているのです。

こうした脳と朝食の関係性に私が注目するようになったのは、脳科学と教育に関する調査事業を行っていたなかでのことです。文部科学省の全国学力調査の解析結果で、毎年、朝食を食べる習慣がない子は学力が低いというデータが出ていることに加え、後述しますが、朝食の質が子どもたちの認知機能発達に影響を与えているという証拠をつかんだからです。

朝食習慣がない子どもの学力が低い理由は明らかで、朝食をとっていない子は、脳がガス欠を起こしているのです。朝起き抜けの身体は栄養不足です。脳を働かせるためのエネルギーはブドウ糖と酸素ですが、食事をとらなければ脳へブドウ糖が十分に送られないままですから、ぼーっとしてしまいます。

集中力を欠いていると授業への参加意欲も高まりませんし、せっかく学習したことも定着せず、学びへの意欲が薄れてしまいます。こうした悪循環で成績が伸び悩んでしまうケースが多いのです。

おかずが多いほど脳が活発に動きだす

さらにこの調査のなかで、「朝食は食べる内容も大切」ということがわかりました。朝食の重要性は、調査対象である子どもたちの保護者も経験上感じていたのでしょうか、調査した子どもたちの90～95％は朝食をとっていました。

しかしその内容はというと、主食だけ、という子も約半数いました。さらにそのなかで、朝ご飯は飴だけ、と答えた子どもたちが全国のどの地域でもいたことに、強い衝撃を受けたのを覚えています。

「頭を働かせるのはブドウ糖」という知識のみの保護者もいるのでしょう。ブドウ糖を補給するためにはご飯やパンなどの主食（炭水化物）が必要、という意識が働くためか、おにぎりやパンだけでおかずはなし、という子もいました。

朝食を食べている子と食べない子では脳の働きに差が出る――。それは調査の前に私たちも予想していたことでした。

そこで、どんな内容の食事が脳にいいのか調べるため、次は大人を対象とした心理学実験を行いました（文献34）。同じ大学生に、朝食を食べない日、糖質だけの朝食を食べる日、栄養バランスのとれた朝食を食べる日を設定し、それぞれの日の午前中に記憶力のテストをMRI装置の中で行ってもらいました。

その結果、栄養バランスのとれた朝食をとった日は成績もよく大脳もより活発化していたのに対して、糖質しかとっていない日は、朝食を食べない日と同様に成績も悪く脳活動も上がりませんでした。

そこで改めて、身体に取り込んだ栄養素がどのように使われるのか、栄養学の観点から見直してみました。わかったのは、脳が栄養として使えるのはブドウ糖だけですが、食事で糖質だけをとってもビタミンB群や必須アミノ酸のリジン、脂肪酸のα－リポ酸といった栄養素の補助を受けないと、脳で効率よくブドウ糖を使うことができないということでした。

こうした栄養素は肉や大豆といったタンパク質に多く含まれます。ですから、朝食ではご飯やパンといった糖質だけでなく、タンパク質を含んだおかずも食べることが脳をよく働かせるためにも大切なのです。

長年朝食をとっていなかった人が、中高年になってから急に食べるのは大変かもしれませんが、加齢により脳の機能が落ちていく状態で、さらに朝、栄養がチャージされないと頭の働きがさらに低くなる可能性が高いです。大人も、朝食、そして昼食もバランスよくとらないと終日ぼんやりしてしまいますし、やる気も起きません。忙しかったとしても、少しでも食事をとるよう心がけましょう。

内容としては、炭水化物と卵や大豆、肉類などのタンパク質、それに野菜や果物を添えると理想的です。そう、一般的によいと言われている一汁三菜の和食が理にかなっているのです。

もちろん、朝からそんなに考えられないという人もいるかもしれませんが、前日の夕食に具沢山のみそ汁を多めにつくっておいたり、漬物を添えたり、卵かけご飯や納豆ご飯にするなど、うまく手を抜きつつできる範囲で習慣にしていってください。

パンとご飯、どちらが脳にいい？

ちなみに、朝食にはパンとご飯のどちらがいいかというと、ご飯を中心とした食事をおすすめします。子どもたちの脳を調べたところ、朝食で主にご飯を主食としている子どもたちのほうが、パンを主食としている子どもたちよりも、大脳皮質や基底核領域の体積が大きく、また知能指数も高い傾向があったのです（文献35）。

そう聞くと、「パンを主食とする欧米の人の脳の働きが日本人に劣るのか？」という疑問がわいてくるかもしれません。ですが、そんなことはありません。ご飯とパンの違いはどこにあるかというと、主に食物繊維量です。

米は糖質だけでなく食物繊維も多く、ゆっくりと血糖値を上げてスタミナや集中力が長く保たれます。一方、食パンなどの日本に多い精製度の高いパンではほとんど食物繊維がとれません。

そのため、ブドウ糖を直接摂取したときとほぼ同様の血糖値の上昇が見られ、しかも急激に血糖値が上がって下降するのも早く、すぐエネルギー不足の状態に陥ってしまって脳の作業効率も一気に落ちます。

脳の作業効率を持続させるためには、長時間にわたってエネルギーを補給して、血糖値の上下動をなだらかにする必要があるのです。

白米も精製度が高い食品ですが、食パンに比べると血糖値の上昇は70％くらいにとどまります。欧米で好んで食べられているパンは精製していない全粒粉や、胚芽を残した粉を使っていて、食物繊維を30％ほど含んでいますから、日本の食パンを食べたときのような血糖値の急激な上下動は起こりません。

また、ヒトの身体は何世代にもわたって食べてきたものに順応し、変化します。日本人は長年米を主食としてきたので、米からとった栄養を消化、吸収、代謝する力に優れています。しかし、小麦に対しては恒常的にたくさん食べると腸が炎症を起こす人もいます（文献36）。

こうしたことから、朝食の主食はご飯をおすすめします。ご飯に納豆やみそ汁を合わせれば、タンパク質やビタミンB群、リジンがとれます。みそ汁に野菜をたっぷり入れれば、ご飯以外にも食物繊維がとれてビタミンも追加できます。

こうして、ご飯の朝食がよいと結論づけておきながら、じつは、私は幼少時から朝食の主食はパンで育てられてしまったこともあり、多くの研究成果を知った今でも、朝食は曲げずにパンです。出張先のホテルのバイキングでも、カレーがあるとき以外は絶対にパンです。子どもの頃からの生活習慣は、理性や知性の力で簡単に変わるものではありません。

そこで、以下の策をパン食派の同志にお伝えしたいと思います。

- **パンだけでお腹がいっぱいになることは絶対に避ける**
- **卵やハム・ソーセージなどのタンパク質を一緒にとる**
- **サラダや野菜入りのスープなどで繊維質を補充する**
- **血糖値の急上昇を避けるべく、野菜類を先に食べるようにする**
- **可能なら白いパンを避け、全粒粉のパンを食べる**

「糖質オフ」の思わぬ弊害

一時期よりはブームが落ち着いたようですが、「糖質オフダイエット」を実践したことがある人も多いのではないでしょうか。

急激な血糖値の上昇と下降がインスリンの過剰な分泌を促すことになり、脂肪を蓄積しやすくなるので、血糖値の振れ幅を大きくしてしまう米やパン、麺類、菓子などの糖質をとりすぎないようにして、血糖値の変動を穏やかにしようというダイエット方法です。

糖質オフダイエットがなぜ多くの人に支持されているかというと、やはりわれわれの摂取カロリーのなかで多いのが、炭水化物（糖質）と脂質だからです。特に炭水化物は主食として手軽にとることができるので、それを減らすことですぐにカロリーカットにつながります。

ところが、糖質オフダイエットをすると、心筋梗塞を起こしやすくなったり、糖尿病を発症しやすくなったりする、さらには死亡率が高くなるということが報告されているのです（文献37）。なぜこうしたリスクが増えるのかというと、糖質を控えることで、相対的に脂質を多く摂取しがちになるからではないかと考えられています。

さらに、炭水化物の摂取量については、多すぎても少なすぎても死亡リスクが高くなるという研究（文献38）もあります。ではどれくらいの糖質をとるのが程よいのかというと、これまでの医学的なデータからは、「摂取カロリーの約半分弱ぐらいが炭水化物であるのがベストである」ということがわかっています。

また、炭水化物は米や小麦といった主食でとるのがいちばんだという結果も出ています。糖質とともに食物繊維をとることができる米や小麦などの炭水化物の摂取量が減ると、便秘になってしまうためです。

炭水化物を制限すると、60％の人が頭痛を経験するというデータもあるので、健康のために痩せようとしている場合は、炭水化物だけをセーブするのではなく、さまざまな食品の量を上手に制限するということが重要です。

ダイエットをする場合、ぜひ参照していただきたいのが、糖尿病の患者さんたちのための食事療法のやり方です。大きな病院のホームページなどで食事療法の情報を得ることもできますので、これをまねしてみてください。栄養バランスを崩さず、カロリーを制限し、痩せるための知恵を学ぶことができます。

私も訳あって、5か月間で20キロ超のダイエットを糖尿病食を参照して行いました。10年近くリバウンドもなく体重を維持できたので、ダイエットの本でも書こうかと思ったくらいです。しかし、新型コロナの影響で自宅にいる時間が増え、3時のおやつ習慣をもってしまったことにより、ダイエット本作家の夢は消えてしまいました。

「こういう食事が身体にいい」「○○ダイエットでやせる」といったようにテレビや雑誌などで話題になると、その食事パターンをまねする人も多いですが、どれも続けられなければ意味がありません。極端なやり方に走らず、適切な範囲でバランスよくカロリーを減らす。これがいちばん大切なのです。

「多様性のある食事」が脳の老化を防ぐカギ

「1日に30品目の食品を食べましょう」。どこかで聞いたことがあるな、と思う人もいるでしょう。これは1985年に当時の厚生省（現在の厚生労働省）が健康づくりのための食生活指針として掲げたスローガンで、以下の6つの食品群から万遍なく30品の食品をとることを推奨したものでした。

- **肉、魚、卵、大豆・大豆製品（タンパク質）**
- **牛乳・乳製品、海そう、小魚（カルシウム）**
- **緑黄色野菜（ビタミン）**
- **淡色野菜と果物（ビタミン）**
- **穀類、イモ類、砂糖（糖質）**
- **油脂、脂肪の多い食品（油脂）**

しかし、30品もの食品を料理するのは負担が大きかったこと、6つの食品群に留意せずに偏った食品を多くとると、むしろ肥満などの心配もあること、30という品目に根拠はなく、およその目安であったことから2000年以降、公的に掲げられることはなくなりました。

ですが、この「栄養素のグループを意識して、幅広い種類の食品を品数多く食べる」という考え方は、脳のためにとてもよいものだということがわかっています。

国立長寿医療研究センターのグループが、女性においては1日に多種多様な食品を摂取することが要介護認知症のリスクを低下させるという論文を発表しました（文献39）。

45〜74歳の人たちの食事と認知症に関するデータを分析したところ、1日に摂取する食品の種類が最も多い人たちは、最も少ない人たちに比べて認知症発症リスクが約30％も低くなっていることが確認されたのです。つまり、摂取する食品が多いほうが認知症の発症率が低いことがわかります。

ちなみに、男性に関しては食の多様性と認知症発症の関連は確認できませんでしたが、ひとり暮らしの男性に限ると、女性と同様に多様な食品を摂取していると認知症のリスクが低下する傾向にあることがわかりました。

これらの差には、男女の食に関連する行動の違いが影響している可能性が考えられています。高齢者を対象とした研究では、女性は同居者の有無に関わらず食事の準備を行っている傾向がありますが、男性はひとり暮らしの場合は食事の準備をしても、同居者がいる場合は自分で食事の準備をしない傾向があると報告されています。

こうしたことから、「食の多様性の高い食事をとるための食行動（例えば料理をする、献立を考える）が認知機能の維持、ひいては認知症発症を予防したと推察されるのではないか」と研究グループは述べています。

食事の準備が面倒なときなど、つい手軽に済ませられる麺類や丼ものだけで食事を終わらせてしまうこともあるでしょう。まずは、そこに何か1品加えるだけでもいいので、品数を増やすよう意識してみてください。いろいろな食品を食べることはもちろん、何をプラスしようかなと考えて手を動かすことも、脳の活性化につながります。

食事を自分でつくると、脳がいきいきと働きだす

食べるもの、食べるタイミングと同様に、そもそも食べるものをつくる「料理をする」という日々の習慣も脳を活性化させてくれます。

料理を完成させるまでには、「何をつくろうかな？」と献立を考え、使う材料を揃え、下ごしらえをして、手順や時間の算段をする必要があります。

このように目標を設定して、それに向かって逆算で手順を考えるという行為が、脳の「実行機能」と呼ばれる機能そのものの鍛錬になります。実行機能の高い人はワーキングメモリーの容量が大きいという相関性もあります。実行機能を鍛えることで、ビジネススキルも上がっていきます。

また、手際よく数品を同じタイミングでつくり終えるためには、複数の作業を同時に行う必要があります。お湯を沸かしながら材料を切る、鍋が立てる音に気をつけながら肉の焼き色を確かめるなど、自然にデュアルタスク、場合によっては2つ以上のマルチタスクをすることになり、かなり効果的な脳のトレーニングになるのです。

実際、年齢を重ねた人にとっても料理が脳のトレーニング効果を与えてくれることがわかっています（文献40）。東北大学と大阪ガスが行った共同研究でも、平均約70歳の方たちに毎週2時間の調理講習に参加してもらった上で、自宅でも毎日30分以上の調理作業を行ってもらったところ、3か月後には前頭前野の機能が向上しました。1日

30分、料理をするだけで脳のトレーニングになっているのです。

匂い、音、水の感触などを五感で感じられるのも、脳がいきいきとするきっかけになります。そしてなにより、自分の好きな材料を使って好きなものをつくる。食べたかったものをつくり上げて食べることにも、お金を出しても買えない価値があります。

このように、料理をつくると脳がよく働くので、リタイアした後の趣味として特におすすめできます。いろいろな食材を使い、手間を惜しまずにつくれば、家族の健康のためにもいいですし、自分の脳の健康にもいい。一石二鳥の趣味になると思います。

男性でも、普段働いている人でも、そういった料理が性に合うという人は多いのです。計画を立ててタスクを達成していくプロセスが、ビジネスとよく似ているので、ビジネス社会のなかで生きてきた人にはもってこいです。

リタイアした後に、することがなくなってぼんやりしてしまう人も少なくありませんが、料理はこれまでの経験をそのまま活かせるので、楽しく脳を鍛えられる習慣になることでしょう。これまであまり料理をしなかったという人も、簡単なものから始めてみてください。

脳を元気にするために食べたい食品5つ

ここまで朝食は抜かずに食べる、多種多品目の食材を幅広く食べると脳にプラスの効果が期待できるというお話をしてきました。そして、研究では脳にとっていい影響があるとされた食品がいくつかあります。

食品は薬ではないので、「これを食べていればいい」「これを食べれば認知障害が治る」というものではありませんが、食事で脳へプラスになる働きかけができるのならうれしいですね。こうした食品を取り入れてみるのもいいでしょう。

カマンベールチーズの思わぬ効能

骨や歯をつくるカルシウムやリン、鉄などが豊富に含まれているチーズ。骨折の原因になる骨粗しょう症を予防するためにも、意識して摂取している方もいらっしゃるかと思います。身体にいいということは多くの人が知っているかもしれませんが、じつは認知症を予防する効果もあるのです。

桜美林大学、東京都健康長寿医療センター、㈱明治の共同研究チームが、チーズと認知機能の関連を調べるために、65歳以上の方を対象に調査を行いました（文献41）。すると、チーズを1週間に1度以上食べている人は、食べていない人よりも認知機能テストのスコアが高い傾向にあることがわかりました。

また、チーズを食べている人は歩行速度が早く、ふくらはぎの周囲径が大きいだけでなく、歯の残存本数が多く、血中の善玉コレステロール値が高いといったことも明らかになったのです。

このように、定期的にチーズを食べることで、認知機能の低下が起こりにくくなる上に、身体の状態も良好に維持できる可能性がありますが、チーズのなかでも特におすすめしたいのがカマンベールチーズです。

認知症の原因のひとつと言われているのが、脳の神経を保護したり発達させたりするタンパク質、脳由来神経栄養因子（BDNF）の不足です。脳由来神経栄養因子が不足すると、記憶や学習能力などの認知機能が低下してしまいます。

その脳由来神経栄養因子が、カマンベールチーズを食べることで増えるということが、同研究グループの調査（文献42）によって判明したのです。軽度認知症と診断された70歳以上の人たちに、市販の6ピースプロセスチーズとカマンベールチーズを食べ続けてもらったところ、カマンベールチーズを食べた人たちの脳由来神経栄養因子（BDNF）の血中濃度が6・2％も上昇したのです。

カマンベールチーズだけにこのような結果が出たのは、白カビがポイントだと考えられています。白カビによってつくられる物質に抗炎症作用があることが動物実験で知られており、それがさまざまな健康有用性につながるようです。

カマンベールチーズなら食事中も、空腹時のおやつとしても食べやすいのではないでしょうか。身体にも脳にもよい効果をもたらしてくれるチーズを、ぜひ積極的に取り入れてみてください。

魚は認知症もうつ病も予防する⁉

「長生きの人は肉を食べている」といった話を聞いたことがあると思います。この根拠のひとつは、日本人で100歳以上まで長生きをした人たちを調べると、平均的な日本人と比べて、肉や魚から摂取できる動物性タンパク質をたくさん食べていたという事実(文献43)があるからです。

しかし、この研究は肉食だけをハイライトしたものではありません。また、長寿者が動物性タンパク質をよく食べていたという事実だけで、動物性タンパク質を食べたから長生きしたのかどうかはわかりません。

一方、フランスで行われたコホート研究では、65歳以上の高齢者を約10年間追跡した結果、肉を食べる習慣が少ない人(概ね週に1回以下)は、認知症のリスクが高いことが指摘されています(文献44)。医学的には、腎臓の機能が正常であれば、肉食は推奨されると考えてよいと思います。

では、魚についてはどうでしょうか。「魚を食べると頭がよくなる」という歌が、脳にこびりついている人も多いかと思います。栄養学的には、魚には、脳の機能を維持するために必須の、オメガ3脂肪酸（DHA、EPA）などが豊富に含まれていることが知られています。

本当にオメガ3脂肪酸を摂取すると、認知機能が向上するのかどうか、私たちも東北大学の学生を対象として、エビデンスレベルの高いランダム化比較対照試験によって調査を行いました。

対照群にはオリーブオイルを摂取させたのですが、結論は、認知機能向上の効果はまったくなし。論文化を断念しました。オリーブオイル自体の効果があったのかもとして、お茶を濁しましたが、おそらく頭をよくすることを目的に魚を食べても無駄と結論しました。

しかし、魚を食べると認知症の予防ができるという研究はたくさんあり、最もエビデンスレベルの高いメタ解析（文献45）で、高齢者では魚の摂取量が多いほど、アルツハイマー病等の認知症や認知機能低下の予防効果が高いことが示されています。

こうした研究の多くは欧米人を対象としたものです。普段から比較的魚をよく食べる日本人を対象として、魚を食べることとの有益性を示したものとしては、東北大学の研究チームによるものがあり、65歳以上の人を対象に約6年間にわたり追跡調査した結果、魚をよく食べる人ほど認知症のリスクが低いことが明らかになりました(文献46)。

頻繁に魚を食べる人たちの認知症発症率は、ほとんど食べない人たちと比べると、約85％になることがわかったのです。

これは、ＤＨＡやＥＰＡといった魚由来の脂質が、脳の神経細胞の発達を促したり、神経細胞の細胞膜を柔軟にして細胞間の情報伝達をスムーズにしたりするからです。

また、魚にはうつ病の症状を改善する働きもあります。オメガ3脂肪酸（ＤＨＡ、ＥＰＡ）の欠乏がうつ病、不安障害などと関連しているということが指摘されていま す。実際に、複数の研究論文において、体内のＤＨＡレベルが低いとうつ病発症のリスクが高まるということが確認されているのです(文献47)。

脳はその60％が脂肪で構成されているため、摂取する脂質の質がその働きに影響するというのはイメージしやすいですよね。

魚に含まれるＤＨＡやＥＰＡは、人の体内では合成できない栄養素ですから、食べ物から絶えず摂取する必要があります。食卓に魚を並べるのを意識することで、年齢を重ねてからも脳の働きを健全に保つようにしていきましょう。

「単語が思い出せない……」にはタマネギが効果的

最近、単語が思い出せずに「あれ」「それ」といった言葉しか出てこない……なんてことはありませんか？　そんな悩みに効果的な食品がタマネギです。野菜の中でもタマネギに多く含まれるポリフェノールの一種「ケルセチン」が、認知機能の維持に役立つという研究（文献48）があります。

この「ケルセチン」を多くとっている人は心筋梗塞のリスクが少なかったり、ＬＤＬ（悪玉）コレステロールの数値が低かったりするという調査結果もあり、タマネギにはいわゆる〝血液サラサラ〟効果があると考えられていますが、じつは脳にとってもよい効果をもたらしてくれるのです。

岐阜大学の研究グループが、記憶力や計算力、言語能力などの検査を行ったところ、ケルセチンを摂取した人はそうでない人に比べ、言語能力などの検査の点数が大きく増加することがわかりました。

また、気分（抑うつ状態）についても、ケルセチンを摂取した人のほうは大きく低下しました。ケルセチンは認知機能の低下を防ぐだけでなく、鬱々とした気分を前向きにする可能性があるのです。

さらに、同研究グループは、「ケルセチン」が、文章表現を司る機能を維持することも明らかにしています。これは、ケルセチンが想起障害に対して役に立つ可能性を示しています。

カラフルな野菜や果物は「脳のサビ」をとってくれる

ホウレンソウにブロッコリー、オレンジやパパイヤ、柿。緑やオレンジ色が鮮やかですが、こうした緑黄色野菜や果物に含まれる抗酸化物質が、認知症の予防に役立っているという研究結果（文献49）があります。

緑黄色野菜や果物には「ルテイン」「ゼアキサンチン」「ベータクリプトサンチン」などの成分（抗酸化物質）が含まれていますが、米国のある調査では、血中の抗酸化物質量のレベルが高い人は、低い人に比べて認知症を発症する可能性が低いことがわかりました。

抗酸化物質は俗に「身体のサビを取ってくれる」成分として知られています。このサビとは、体内の細胞にダメージを与える活性酸素のことで、認知症の原因でもあるアミロイドβによってつくりだされます。サビは脳細胞にもダメージを与えるので、緑黄色野菜のような抗酸化力の高い食品をとり、発生を抑えることで認知症対策にもなると考えられるのです。

ただし、この研究はある種の血中の抗酸化物質の測定によるもので、生涯にわたって測定したものではないので、認知症を予防できるかを調べるためには、さらに研究を続けていく必要がありそうです。

大豆製品のなかでも「納豆」をとるとよい理由

大豆製品には「イソフラボン」が多く含まれていて、健康によいということをご存じの方は多いかと思います。イソフラボンは認知機能や記憶の改善に効果があるという研究結果もあり、認知機能の低下やアルツハイマー型認知症の予防になるかもしれないと期待されています。

大豆製品とひと言でいっても、豆腐や納豆、みそなど、いろいろな種類があります。どの食品をとるのが認知機能の改善に効果的なのでしょうか。じつはこれまでの研究では、大豆製品や豆腐など個別の大豆加工食品の摂取量と認知機能の関連については、一致した関連が得られていませんでした。

そこで、国立がん研究センターの研究グループが大豆製品、個別の大豆加工食品（納豆、みそ、豆腐）、イソフラボンの摂取量と、その後の認知症リスクの関係について調査しました（文献50）。

その結果、男女ともに大豆製品やイソフラボンの総摂取量と認知症のリスク低下の関連はみられませんでしたが、個別の食品で分析したところ、納豆の摂取量が多い女性の認知症リスクが低下する傾向にあったのです。特に60歳未満の女性で、この傾向が顕著でした。

なぜこうした違いが出たのかというと、発酵食品である納豆には大豆イソフラボンだけでなく、ほかの大豆製品にはない「ナットウキナーゼ」や「ポリアミン」といった酵素が含まれているからだという可能性が示されています。これらは、認知症を引き起こす原因のひとつとも言われる「アミロイドβ」というタンパク質の蓄積を抑制してくれるのです。

男女による結果の違いについては、飲酒や喫煙習慣の違いを考慮しましたが、現時点で明確な理由は明らかではありませんでした。そのため、今後の研究が必要とのことですが、長く日本の食卓で親しまれてきた納豆が、認知症の予防にも効果があるというのは、うれしい結果ですね。

60代以降は「肥満」よりも「痩せ」のほうが脳に悪影響

60代を過ぎたら、食事の内容だけでなく「体重」「体型」にも意識を向けるといいと思います。

ここでは、「認知症と肥満にはどんな関係があるのか」ということについてお話しします。高知大学の研究グループが行った、中年期40代から50代、60歳手前の人を対象にした研究では、「標準体重」であることが最も脳の健康にはいいという結果になりました（文献51）。

「標準体重」はどう定義されているかというと、BMI（ボディーマスインデックス）が指標となっています。BMIとは肥満度を表す指数で、以下のような計算で求められます。

BMI＝体重（kg）÷｛身長（m）×身長（m）｝

この数値が18・5から24・9の人たちが、いちばん標準的で、太りすぎでも痩せすぎでもないというふうに言われています。

中年期の年齢の人たちでは、標準体重の人と比較すると、ＢＭＩが25以上で「肥満」と定義されるグループ、ＢＭＩが18・4以下の「痩せ気味」のグループが、標準体型の人よりも認知症のリスクが高いという結果が出たのです。

つまり、中年期の肥満は脳によくない、かつ、痩せているということも、じつは認知症のリスクが高いということがわかります。「標準体重」がいちばん健康にいいのは、当たり前といえば当たり前ですよね。では、年齢が上がっていくと、どうなっていくのでしょう？

この研究では、10年後も追跡調査をしていますが、その時点で見てみると、いちばんリスクが高く出てくるのは「痩せ」のグループです。肥満のグループよりも「痩せ」の人たちのほうが、認知症になるリスクが高いという結果になったのです。追跡していくと、老年期になって体重が増える人と減っていく人がいましたが、体重が減っていく人のほうが認知症になりやすいということもわかりました。

ですから、脳の健康という観点からいえば、60歳以降は「痩せる」ことを意識する必要はないのです。逆に、自然と体重が落ちていくというのは危険なサインであるというふうに思ってもいいでしょう。

ただし、これは脳の健康という観点から見た話です。身体の健康という点から見ていくと、やはり肥満というのは生活習慣病の危険因子であって、そのなかでも特に怖いのは動脈硬化性疾患になります。ただただ太っていくと、動脈硬化が進んで、いろいろな症状を引き起こす可能性があります。

では、肥満は脳の血管などに悪影響があるのか。これは欧米のデータですが、中年期までは肥満というのは動脈硬化を進める原因で、非常に身体によくないのですが、それ以降は太っていようが、痩せていようが、動脈硬化との因果関係はないということもわかっています（文献52）。

ですから、高年期になったら太っていても認知症と動脈硬化を過剰に心配しなくても大丈夫だといえます。

ただ、体重が増えることによって身体にガタはきます。身体機能が低下し、ひざが悪くなって股関節にも影響が出る、結果的に日常生活の動作がスムーズに行えなくなるというリスクはあります。ですから、やはり身体を動かすのがきつくなるような「極端な肥満はよろしくない」といえるでしょう。

中年期までは極端な肥満にならないようダイエットを心がけたほうがいい。ただ、これまで医学のエビデンスとしては、高年期に入った後、60歳を過ぎたあたりからは、太っているということはリスクにならず、どちらかというと痩せるということのほうが健康リスクが大きいのです。

60歳を過ぎたら、「痩せる」ことへの意識をガラッと変えたほうがいいでしょう。

飲酒は「適量ならいい」のか？

脳にとってお酒はいいものでしょうか、悪いものでしょうか。

「酒は百薬の長」ということわざもあり、今までストレス解消やリラックス効果、ワインのポリフェノールなど、プラスの効果も喧伝《けんでん》されてきました。しかし、飲酒が脳にとって想像以上に悪影響を及ぼすことが、昨今の研究で明らかになっているのです。その悪影響とは何かというと、脳の萎縮です。

イギリスの研究チームが、気になるレポートを発表しました(文献53)。アルコール摂取量が増えるほど、脳の海馬の萎縮リスクが上昇するというものです。

平均年齢43歳の人たちを対象に、30年にわたってアルコール摂取量と脳の変化を調査した結果、アルコールを飲まないグループに比べると、適量飲酒のグループの海馬の萎縮リスクは約3倍、多量飲酒のグループは約6倍に高まることが判明したのです。「海馬」は記憶を司る器官です。海馬の機能が低下すると、新しいことが覚えられなくなります。さらに日常的にお酒を飲みすぎると、慢性的な記憶喪失を引き起こす恐れすらあるのです。

もうひとつ、お酒と脳に関する論文を見てみましょう。フランスの研究グループが、アルコールの飲みすぎは、あらゆるタイプの認知症を発症する可能性の高い危険因子であると発表しました(文献54)。特に早期発症型認知症のリスクが高まるというのです。

フランスの約3000万人の医療記録を解析したという大がかりなもので、アルコール依存症がある人は、認知症リスクが男女とも約3倍も高まることが報告されました。

また、全体の約5％にあたる約6万人が65歳未満に発症する「早期発症型認知症」と診断されました。さらに、診断を受けた患者の半分以上がアルコールの飲みすぎと関連していることも判明したのです。

お酒を飲みすぎた後に記憶が飛んでしまう状態は、アルコールによって引き起こされる「アルコール使用障害」というものですが、アルコールを過剰に摂取することが恒常的になると、アルコール使用障害だけではなく、認知症のリスクも高まってしまいます。「酒は百薬の長」という説は、近年の研究では残念ながら否定すべきものといえるでしょう。

こうした話を聞いて、「自分は飲みすぎてはいないから大丈夫」と思う方もいらっしゃるかもしれません。

「適量ならいいだろう」と考えたくなりますが、東北大学が65歳以上の健常者を対象にアルコールと脳萎縮の関係性を調べたところ、アルコール摂取は、脳血管障害のリスク因子となることや、生涯におけるアルコール量が多くなるほど脳容積が少なくなることも確認されています（文献55）。つまり、一度にではなくても、飲めば飲んだだけ脳は萎縮するということです。

このようにアルコールは少しでも飲めばリスクになるというエビデンスが揃いました。大量飲酒や飲酒を習慣づけることは避けるのがベストですが、お酒を飲みたい人からすれば、まったく飲まないというのは辛いことでしょう。

ではどれくらいまでならいいのか？

厚生労働省の発表では、生活習慣病のリスクを高める純アルコール量は1日あたり男性が60g以上、女性は40g以上です。適切な量としては1日あたり男性が20g、女性は5～10gとされています。

純アルコール量をお酒に換算してみると、アルコール度数5％のビールなら約500㎖、アルコール度数15％の清酒は約170㎖、アルコール度数12％のワインなら約210㎖、アルコール度数40％のウイスキーやブランデーなら約60㎖、アルコール度数35％の焼酎なら約70㎖です。

自分が普段飲酒している量は、純アルコールにするとどれくらいになるかは次の計算式から導き出せます。


お酒の量（㎖）×アルコール度数／100×0・8＝純アルコール量（g）

どうでしょうか。適切とされる量は想像以上に少ないと思いませんか？

下戸の私には痛くもかゆくもない結論ではあります。欧米では健康志向の高まりにより、食事中にアルコールを飲まない人、特に若者が増えていて、レストランのメニューには、従来からあるジュース類以外にも、多くのノンアルコール飲料が書かれています。

飲酒習慣をやめられない人たちも、わかっちゃいるけど止められないと開き直らず、こうしたトレンドにのって、少しずつ酒量を減らしていくと、脳と身体の健康リスクを下げることができるかもしれません。

睡眠は多くても少なくても脳にダメージ!?

さて、ここまで食事と脳の関係をお話ししてきましたが、「睡眠」も脳の若さに大きく影響する要素です。睡眠と脳機能についても見ていきましょう。

「年をとったら寝つきが悪くなった」「寝ていたくても朝早く目覚めてしまう」「一度眠っても夜中に目覚めて目が冴えてしまう」。そんなふうに、加齢とともに睡眠に悩む人が増えるようです。私も、若いころからいわゆる朝型人間ではあったものの、最近はより早朝から覚醒するようになり、日の出を見るのは当たり前になりました。

睡眠不足が脳の働きを悪くすることは、皆さんも経験としてご存じではないでしょうか。頭に膜がかかったかのように思考がぼんやりしてしまう。明瞭に言葉が出てこなくて、なんとなくだるい。1回の寝不足でもその日の生活に支障が出るのですから、寝不足が常態化すれば脳のダメージも甚大です。

実際に科学的に、慢性的な睡眠不足になると脳が萎縮する、認知機能を著しく損なうなどの恐れがあることがわかっています(文献56)。

そうならないためにも、睡眠の「質」と「時間（量）」を上手にコントロールしていく必要があります。では一体、1日に何時間くらい眠ればいいのでしょうか。

もしかすると、たくさん寝れば寝るほど身体にも脳にもいいと思っている方もいるかもしれません。ですが、中国の研究(文献57)で、「睡眠不足だけでなく、過剰な睡眠も脳にはよくない」ということがわかっています。

この研究で38歳から73歳の男女を対象に調査したところ、睡眠不足と過剰睡眠の両方が認知能力を低下させることが判明しました。1日7時間睡眠が最適であり、過不足があると処理速度、視覚的注意、記憶といった認知能力が低下し、精神状態にも悪影響が出たのです。ただ、睡眠時間を7時間ぴったりにするのは、難しいかもしれませんね。現実的なところで折り合いをつけるとすれば、6〜8時間の睡眠時間であればいいのではないでしょうか。

眠りが足りているかは「休みの日にも普段と同じ時間に起きられるか」がひとつの目安になります。休みの日に寝だめをしたくなる、身体が辛くて起きられないという状態は普段の睡眠時間が足りていません。毎日の就寝時間を見直すなど、睡眠時間を増やす工夫が必要です。

そして、普段5時間しか寝ていないような人が休日に10時間「寝だめ」をする。これがいちばんよくないパターンです。10時間も眠ると覚醒リズムが狂ってしまいますし、一定以上眠った後は、睡眠の質が落ちていて十分な休息になっていない可能性もあるのです。

深い睡眠の減少で認知症リスクが高まる

そもそも、脳は眠っている間にどんな動きをしているのでしょうか。

眠りは深くなったり、浅くなったりを繰り返しています。入眠直後に深い眠りが訪れ、「ノンレム睡眠」という状態になります。ノンレム睡眠の間、大脳はすべての部分が眠っていますが、身体は少し緊張した状態です。

その後、徐々に眠りが浅い「レム睡眠」という状態になり、ノンレム睡眠とレム睡眠を何度かくり返して、覚醒が近づくにつれノンレム睡眠の周期が少しずつ短くなっていきます。レム睡眠の間、身体はリラックスした状態で、夢を見たり、目をきょろきょろ動かしたりといった動きも見られます。このレム睡眠のときも前頭前野は休んでいる状態で、論理的思考が機能しないので、支離滅裂な夢を見ることがあると考えられています。

そして、眠っている間に脳は日中にインプットした情報を覚え直したり、不要な情報や老廃物をリセットしたりしています。ですから、睡眠時間が不足してくると覚えたことが定着しにくくなってしまうのです。

脳の老廃物のなかには「アミロイドβ」という物質が含まれているのですが、このアミロイドβがアルツハイマー型認知症を引き起こす原因物質だと言われています。老廃物は脳細胞の間に流れている「脳脊髄液」によって洗い流されるのですが、米国の研究(文献58)で、睡眠時には細胞と細胞の間が通常の60%以上広がっていて、老廃物が流れやすくなっていることがわかりました。

さまざまな睡眠障害が脳へのアミロイドβの蓄積を促し、アルツハイマー病の原因となっていることも明らかになっています(文献59)。

しかし、アミロイドβのヒトの脳への蓄積と睡眠の関係は、睡眠の質や長さをきちんと定量的に測定することが難しいこともあり、いまだに不明な点が多いです。別な解析では、睡眠時間が短いと感じている人たちの脳へのアミロイドβの蓄積が多いことが明らかになっている一方で、実際に計測した睡眠時間の長さとアミロイドβの蓄積の関係には明らかな関連性はありませんでした（文献60）。

さらに睡眠効率と呼ばれる、寝床で実際に眠っていた割合の数値とアミロイドβの蓄積の間にも明確な関連性は認められておらず、アミロイドβの蓄積と睡眠の関係については、さらなる研究が必要かもしれません。

中年期からの睡眠不足が、認知症発症のリスクを高める恐れがあるという指摘もされています（文献61）。イギリスの研究グループが50歳の人たちを対象に、25年にわたって50代、60代、70代それぞれの睡眠時間と認知症について追跡調査した結果、どの年代も1日に7時間の睡眠をとっていた人の認知症発症リスクが最も低く、睡眠時間が6時間以下の人は認知症リスクがいちばん高いことがわかりました。

また、50代、60代で継続して常に睡眠時間が6時間以下の人は、認知症リスクが睡眠時間7時間の人に比べて約30%も高いという結果になったのです。

それ以外にも、動物実験レベルでヒトの結果ではありませんが、睡眠不足のとき、脳には軽い炎症が起きていることがわかっています(文献62)。脳の炎症は、アミロイドβなど、アルツハイマー病の原因物質が脳に蓄積する原因と考えられており、この炎症は、深い眠りで治まります。この先の脳の健康のことを考えて、生活習慣を見直し睡眠時間を確保しましょう。

加齢による「眠りの浅さ」を気にしすぎない

高齢者から「寝つけない」という訴えがよく聞かれますが、これは体内時計が加齢によって変化して生体機能のリズムが前倒しになってしまうのが原因です。朝早く目覚めてしまうこと自体は病気ではありません。

また、加齢とともにノンレム睡眠の割合が減ってレム睡眠が多くなるので、物音で起きてしまうことも増えます。問題はこうした変化そのものではなく、目が覚めているのに「寝なければ」と長く床にいることです。うとうとしている時間が増えて生活リズムが崩れると、外出や人と会うことが億劫になったり、だるさを感じてまた横になってしまったり、「うまく眠れない」というストレスを感じて悪循環に陥ってしまいます。

まずは3食バランスよく食べ、毎日決まった時間に床につき、目覚めたら無理に二度寝せずに早起きをして、趣味に時間を費やしたり、散歩に出たりして身体を動かしてみてください。こうして時間を有効に使うほうがずっと有意義で、脳にとってもプラスになります。睡眠時間はあくまで目安です。短時間でも、途中で目覚めても「眠って気持ちがよかった」という睡眠休養感を感じられるように工夫して、暮らしを楽しむことに主眼を置きましょう。

睡眠負債は昼寝でリセット

どうしても就寝時間を変えることができない、慢性的な睡眠不足で寝不足のだるさや作業効率が落ちた状態（睡眠負債）を抱えたままの場合は、昼寝をしてみるのも手です。昼食後から午後にかけて短時間睡眠をとることで頭が格段に冴えて、午後の仕事のパフォーマンスが上がる。そんな効果を狙って午後の仮眠を「パワーナップ」と呼び、作業効率向上の切り札にしているビジネスパーソンもいます。

米国で子どもを対象に行った、昼寝をした場合としなかった場合の記憶の定着度合いの違いを調べた研究があります（文献63）。

典型的な出来事を記した絵本を読み、2時間の昼寝をはさんだのちに、読んだ絵本の物語の場面を描いたカードを正しい順番で並べてもらいました。1週間後、同じように絵本を読んで、今度は昼寝をせずに静かな活動をした後にカードを並べてもらいましたが、昼寝をしたときのほうが、カード並べの正答率が高くなりました。

さらに、昼寝による記憶力強化の効果は24時間持続したのです。眠らずにカード並べをすると、記憶力のパフォーマンスが約10％落ちることもわかりました。昼寝をすると眠気がとれるばかりか、記憶の定着もよくなるのです。

しかし気をつけなければいけないのが、睡眠時間です。実験で子どもたちには2時間の昼寝をとってもらいましたが、私たちが昼寝をするときは、15分から30分、短時間がいいのです。30分以上寝てしまうと、深い眠りに入ろうとノンレム睡眠体制になってしまうので、起きたときにだるさを感じたり、ぼんやりしたりしてしまい、むしろ作業効率は悪くなります。

また、日中の長い昼寝は夜の眠りに影響してしまい、睡眠リズムが狂ってしまいます。15分から30分程度でも十分に脳の休息になり、疲労感がリセットできるので短時間にとどめましょう。

よく寝た！と感じられる「睡眠休養感」が大切

ここまで「睡眠時間と睡眠の質が大切」というお話をしましたが、実際の眠りの深さは脳波を測ってみないことにはわかりません。脳波測定をせずに自分の眠りの質をある程度判断したいときは、起きたときの爽快感、「よく寝た！」という満足感を指標にしましょう。これを「睡眠休養感」と言います。

睡眠休養感が高いときは、睡眠の質が高いといえます。逆にきちんと7時間寝ているのにすっきりしない、という場合は眠りの質を高める工夫が必要です。

まずは、自分の眠りの質を次の項目でチェックしてみましょう。

□睡眠時間（7時間より少なくないか）
□日常生活にストレスを感じていないか
□就寝直前に食事をしていないか

- □ **朝食を食べたか**
- □ **運動不足になっていないか**
- □ **歩く速さは落ちていないか**
- □ **なんらかの病気に罹患していないか**

ストレスが眠りの妨げになり、不眠症を誘発することがあります。また、食事のタイミングも大切で、就寝直前に飲食をすると、消化のために胃腸に血液が集中し、身体が十分に休まりません。食事はできれば就寝の3時間前までには済ませるようにしましょう。

運動不足や疾病も、眠りの質を悪くする要因です。最近あまりよく眠れていないと思っていたら心疾患が原因だったというように、思わぬ病気が隠れている場合もあります。いびきも要注意で、一見心地よく眠っているようにも見えますが、「睡眠時無呼吸症候群」という病気が隠れている恐れがあります。日頃から眠りの質が悪いと感じている方は、身体の状態や生活習慣を一度見直してみてください。

第5章

人とつながる習慣が人生を楽しくする

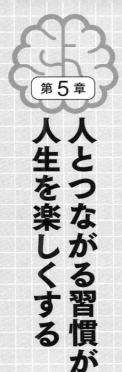

定年後に人と話す機会が減って起こること

ここまで「スマート・エイジング」の考え方を何度か紹介してきました。

加齢とともに脳の認知機能は衰えてしまう。けれど、何歳からでも科学的な方法で脳を鍛えれば、改善できる機能もある。加齢による脳の変化を「老い」のひとつの側面として捉えるのではなく、「成熟」として見てみよう、という考え方です。

この成熟を迎えるためには、脳を使う習慣、運動習慣、バランスの取れた食事をとる習慣、良質な睡眠習慣、そして社会に関わる生活習慣が大切だとお伝えしてきました。本章では社会に関わる習慣、人とのつながりと脳の機能の関係をお話しします。

ここで突然ですが、自分の定年後をイメージしてみてください。

何十年も懸命に働いてきて、ようやく迎えた定年退職。今までに行けなかった長旅に行こう。憧れていた楽器を習い始めよう。そんなふうに、やりたいことがたくさんあるのではないでしょうか。

ところが定年後、思い描いていた「夢」の実現に向けて、新たなことにチャレンジできる……と思いきや、家に引きこもりがちになってしまう人が少なくないのです。これまで活動的だった人でも、定年後は家で一日中ぼーっとテレビを見ているだけ、なんてこともあるでしょう。

第2章で述べたように、特に男性の中高年期の引きこもりが若者より多いというのは深刻な事態です。定年世代はこの調査の年齢より上の世代になりますが、調査から見えてくるのは、中高年の社会的孤立者が少なくはなく、潜在的な孤立者がもっといるのではないかという可能性です。

シニア層が孤立してしまう原因はいくつかあります。

ひとつには、「ゴールポスト」が動いてしまったこと。1章でも触れましたが、私たちが子どもの頃には定年退職は55歳でした。その後、段階的に定年（企業の雇用が終了する時期）は60歳となりました。現在は選択すれば65歳まで就業できるようになり、そこまで働く人が主流です。さらに、国は70歳まで雇用を延長する青写真を描いています。しかし、こうして段階的、なしくずし的に定年が延長されると、働いている人たちの人生設計にも狂いが生じます。

働き始めた頃にぼんやりと「60歳まで働くぞ」と思っていたのに、いつの間にかさらに5年長く働かなければいけない状態になっていた。

60歳での退職も選べるけれど、経済的な不安が消えない。

周囲も皆、働いているから65歳まで働こう。

——そんなふうに動いてしまったゴールポストに向かって働き、勤め上げようとする。しかし5年の歳月は意外と長く、その間に体力も好奇心も目減りしていきます。65歳という年齢で新たなことを始めたり、会社以外のコミュニティを見つけて新しい人間関係を築いたりするのは、なかなか骨が折れることです。

2つ目には、自身を取り巻く環境の変化です。40代から50代にかけて、役職定年や配置転換、ほかの会社への出向など、それまで所属していた組織から離れなければいけないケースが増えてきます。

「50代シンドローム」「ミッドライフクライシス」などの呼ばれ方をしていますが、自身の希望しない形で所属組織から切り離されることで、激しく気分が落ち込んだり、将来について思いを巡らす余裕がなくなったりします。

また、仕事以外の場面での変化も多い年代です。例えば、子どもが成長し独り立ちしたことで、胸にぽっかりと穴が開いたような喪失感を感じてしまうこともあるでしょう。こうした状態を「空の巣症候群」と言ったりもします。これまで「子どものために」と忙しくしていた分、無気力になってしまうのです。

仕事でも子育てでも、こうした気持ちを引きずったままでいると、第2の人生の未来予想図がうまく描けず、目的がないまま無為に過ごしてしまう可能性もあるのです。

3つ目には体調の変化です。40～50代はホルモンバランスが乱れ、心身に不調が起こることも多い年代です。「更年期（障害）」といって、女性がこうした状況に陥ることがあるというのは広く知られるようになりました。

この更年期は男性にも起こります。イライラする、不安が強くなる、眠れない、集中力や記憶力が低下する、性欲が減退するといった症状があり、先述の50代シンドロームや子育て終了とも重なって、人と積極的に関わらなくなるという人も増えます。この時期に人との関わりが希薄になると、定年を迎えた後はさらに没交渉となってしまうのです。

就業していた期間には、人間関係が良好で体調もよく、会社員人生は順調そのものだった、という場合でも注意が必要です。組織への帰属意識が強く「会社がいちばん！」というタイプは、定年でそこから卒業することで抜け殻のようになってしまう場合もあります。

女性の社会進出が進んだ現在、定年まで働く女性も増えていますが、男性ほど引きこもりのリスクは高くないようです。女性のほうが、ご近所付き合いをこまめにしていたり、地域コミュニティに積極的に参加したりしているという印象がある人も多いのではないでしょうか。

これは男女の脳の器質の違いによるものかもしれません。女性は男性に比べて脳梁が太いというデータがあります。脳梁は左右の大脳をつなぐ神経細胞で、脳梁が太い人は言語能力が発達し、円滑なコミュニケーションがとれる傾向にあると言われます。

原因がなんであれ、定年後に引きこもりがちになると、生活リズムが大きく乱れます。それまでのように決まった時間に外出する必要がなくなり、仮にリモートワークであったとしても人と関わらざるを得なかった状態がリセットされてしまいます。仕事のように脳を使う習慣が減り、運動もせずに家でゴロゴロするばかりとなれば、食事もいい加減になって、何かをやろうというエネルギーが枯渇してしまうでしょう。

人から誘われても出かけるのが億劫になると、ますます引きこもり、加速度的に脳を使わない状態になります。加齢による衰えに加え、脳を動かさないことで、情報処理速度も記憶能力も低下します。

脳トレや運動習慣、食事だけではこの状態を打破できません。65歳以降の人生を無為に過ごしてしまわないためにも、社会的な孤立に陥らないよう、人とのつながりを意識して脳が衰えないようにしましょう。

都会のマンションに住む高齢者は認知症リスクが高い

定年退職した後は、社会とのつながりが多ければ多いほど認知症になりづらいということも複数の研究からわかっています。「社会とのつながり」とは具体的にどういったことかというと、自分の家族や仲間とのやり取りや交流、地域のなんらかのグループ活動への参加、それから働いているかどうかといったことです。

こうしたものが多ければ多いほど、認知症のリスクが低くなるのです。このうちどれかひとつでも十分ですが、参加する社会活動の種類が多いほど認知症になるリスクが低いということも言われています。

いろいろな地域で高齢者を比較する研究がされているのですが、社会活動が盛んな地域に住んでいる高齢者のほうが認知症になりづらいという事実があります（文献64）。ある程度の田舎に住んでいる高齢者のほうが、都会のマンションに住んでいる高齢者よりも認知症になりづらいということが、はっきりデータとして出ているのです。

また、社会とのつながりを断ったような状況は、脳の働きを鈍くするだけでなく、脳自体を萎縮させてしまう恐れがあることもわかっています。

九州大学の研究グループが、65歳以上の人を対象に他者との交流頻度と脳容積の関連を解析したところ、親族や友人などとの交流頻度が減少するにしたがい、脳全体、または認知機能に関連する部位である側頭葉、後頭葉、海馬、扁桃体の容積が少なくなり、逆に脳の白質病変の容積が増えるという結果になったのです（文献65）。

白質病変とは、血のめぐりが悪くなり、器官が酸素不足になっている状態のことで、増加すると認知機能が低下するリスクが高くなってしまいます。

このように、脳の萎縮や認知機能への悪影響を回避するためには、日常的に他者と交流し、社会的な孤立を防ぐ必要がありますが、年齢を重ねるにしたがって他者との交流の機会が減ってしまったという人のほうが多いかもしれません。

新型コロナウイルスの流行が落ち着きを見せ、日常生活はほぼ流行前の状態に戻りましたが、数年間に及ぶステイホームの風潮から、人間関係が変化してしまった人も少なくないことでしょう。外出を控えているうちに、体力が低下して再び外出して人と付き合うことが億劫になってしまった人もいるのではないでしょうか。

しかし、心身の健康を保つためにも、脳のためにも、外に出て人とコミュニケーションをとるように意識することが大切です。

人と会い、語らい、笑う。そんな日々を目指しましょう。

「ひとり暮らし＝社会的孤立」ではない

「社会的に孤立した高齢者」というと、どのような人を思い浮かべますか？　ひとり暮らしの方を想像する人も多いかもしれません。ところが、ひとり暮らしだからといって、必ずしも孤立しているとは限らないのです。

それがわかる興味深いレポートがあります。東京都健康長寿医療センター研究所の研究グループが行った、孤立（世帯構成と社会的ネットワーク）が新型コロナ流行下において、認知機能低下と死亡にどう影響するかの調査です（文献66）。

65歳以上の人を対象に、認知機能の低下がないか、ひとり暮らしか否か、他者との交流や地域活動への参加が多いか少ないかといったことと、死亡状況を調べました。

この調査では、認知機能の低下が死亡リスクを上昇させることがわかりました。さらに、他者との交流頻度が少ない人のほうが認知機能の低下が死亡リスクを高める傾向にあることも明らかになりました。

そう聞くと、「他者との交流頻度が少ない＝ひとり暮らしの人」という図式が思い浮かぶかもしれません。しかし、世帯構成別で調べたところ、ひとり暮らしの人よりも誰かと暮らしている人のほうが、認知機能の低下が死亡リスクを高める傾向にあるという結果になったのです。

「ひとり暮らし」はしばしば「(社会との)つながりが希薄」といったように、「孤立」と関連づけて語られますが、必ずしもひとり暮らしが孤立しているとはいえず、認知機能の低下や死亡への影響も薄いという結果になりました。

ひとり暮らしの人は社会的なつながりが断たれないよう、自ら積極的に関係づくりに努めているのかもしれません。むしろ、家族や同居人がいても、人との関わりをもとうという意識がなければ、コミュニケーションが疎かになるということでしょう。

ひとり暮らしか家族や同居人がいるかにかかわらず、社会へ関心をもち、リアルな体験、人間関係を大切に。心の扉を開いておきましょう。

夫婦の心の絆が深まる意外な会話

いちばん身近なコミュニケーションの相手は、自分の妻や夫だという人も多いのではないでしょうか。特に65歳を過ぎると、社会のなかでの自分の時間よりも、家庭のなかでの自分の時間が圧倒的に増えてきます。

「生活が楽しい」ということが認知症リスクの低下につながることや、健康によい影響を与えるということは、科学的にも分かっていることです。良好な夫婦関係を築いている人たちは当然生活も楽しいものになるので、それが健康寿命を伸ばすことになるというふうに推測できるのではないかと思います。

しかし、先の項で家族や同居人がいても、関わりをもとうという意識がなければ、コミュニケーションが疎かになってしまうとお話したように、長年一緒に過ごしていると、コミュニケーションが減ってお互い必要なこと以外は話さない、話しかけてもそっけない返事だけで会話が終わってしまう、といった状況に陥ってしまっている人もいるのではないでしょうか。

人と関わることが脳によい効果をもたらすのですから、このような状態はとてももったいないのです。

では、夫婦のコミュニケーションを円滑にするにはどうしたらよいのでしょうか。

以前、ＮＨＫの番組「クローズアップ現代」で、ある興味深い実験が紹介されました。私も開発に関わった「脳活動センサー」を使って夫婦の会話を分析し、どんな会話をすると満足度が上がり、夫婦の心の絆が強まるのかということを調べたものです。

実験で分析した会話の内容は「昨日何をしていたのか」「相談したいこと」「雑談」「愚痴」「直してほしいこと」の5つ。

人に話しかけたり会話をしたりするときには、他者の心を理解する働きに関係している「背内側前頭前野」という領域が活発に動くということがわかっています。

会話しているときのこの部位の血流を計測すると、会話のなかで思いやったり共感が生まれたりするタイミングで、お互いの背内側の脳活動の波形の動きが同期します。つまり、2人の脳活動の波形の動きが一致するところが多いほど共感していることになり、会話の満足度が高くなります。

6組の夫婦の「背内側前頭前野」の血流を5分間計測した結果、共感する部分がいちばん多い内容は、「直してほしいこと」でした。一方、「愚痴」や「相談したいこと」に関しては、お互いが共感することが少なく、あまり絆は深まりませんでした。

「直してほしいこと」についての話は、言いづらくケンカの原因にもなってしまいそうですが、じつは相手を思いやりながら話しているため、共感が高くなり、心の絆が深まっているのではないかと考えられるそうです。

長年一緒にいると、「言わなくてもわかってくれる」と思いがちかもしれませんが、この実験の結果からも、きちんと会話をすることが、夫婦の心の絆を深め、コミュニケーションの質を高める第一歩だということがわかるのではないでしょうか。

「褒め言葉」は「宝くじ当せん」と同じくらいの衝撃

そうはいっても、悪い形で固まってしまった関係性を急に変えるのは難しいものです。急に「コミュニケーションを深めたい」と思っても、話題にも困ってしまうかもしれません。そこで取り入れたいのが、「褒める」ということです。この褒めるという行為は、夫婦に限らず他者とよいコミュニケーションを取るための一つのテクニックです。さらに、褒めることが上手になると、脳が活性化するというおまけもつきます。「健康」という観点でいうと、健康寿命がのびるとか、認知症にならないといったデータや研究自体はありません。毎日誰かをずっと褒め続けるということは難しいため、研究にはなっていないわけですが、褒めたときや褒められたときの脳の活動を調べた短期の研究はたくさんあります。

人を褒めるというのは、状況を理解して、かつその人の今のあり方や気持ちを理解した上で言葉を選んだり、自分の行動も鑑みながら発言したりするということですから、非常に高度な脳の活動です。人を褒めると、前頭前野が強く活性化します。人の気持ちは置かれている状況によって揺れ動くものでもあるので、今この瞬間どうやって相手を褒められるか見つけ出すために、すごく脳を使っているのです。

では、褒められた側の脳はどうなっているのでしょうか。

言葉で褒められたときに脳の中で何が起こるかというと、面白いことに宝くじに当たってお金をもらえたときと同じ反応をしているのです(文献67)。脳にとってのご褒美は、言葉であろうとお金であろうとなんであろうと全部同じで、「報酬系」という回路が活発に働くということがわかっています。

日常の「その服、よく似合うね」「このシチュー、すごくうまい!」そんな何気ないひと言が、相手の脳に宝くじで大金が当たったたぐらいのインパクトを与えているのかもしれません。

褒めるのは照れてしまう、どうもうまく口にできない。そんなときはちょっとしたシチュエーションで「ありがとう」、「助かった」そんな感謝の気持ちを伝えることから始めてみてはどうでしょうか。

批判や皮肉が認知症リスクを高める!?

自分の親に久しぶりに会った際、なんだか昔よりも愚痴っぽくなったと感じたことはありませんか? ほかにも、こちらがよかれと思って提案したことを頑として受け入れてくれない……なんてこともあるかもしれません。

「年をとると頑固になる」「愚痴っぽくなる」と言われますが、これには加齢によって前頭前野の機能が低下することが関係しています。前頭前野は感情をコントロールしたり、物事の善悪を判断したり、高次な精神活動を司っているのですが、衰えると情動の抑制が効かなくなり、他者の意見を受け入れにくくなるのです。

閉じられた環境で自分の意見が常に正しいと思っていると、他者に対してだんだんと批判的になっていきます。年をとったから仕方ないと思ってしまうかもしれませんが、批判や皮肉が認知症リスクを高めるということが明らかになっています。

フィンランドの研究者が、「高レベルな皮肉や不信感を抱く人々は、認知症のリスクが高い」という研究結果を発表しました(文献68)。

平均年齢約70歳の認知症検査を受けた人たちを対象に、皮肉のレベルを測定するアンケートを実施し、追跡しました。すると、皮肉や不信のレベルが高い人ほど認知症発症のリスクが高まることがわかり、不信のレベルが低い人は、高い人と比べると、3分の1のリスクに留まることもわかりました。

皮肉屋になったり批判的になったりするのは、もちろん、もともとの性格や長年の思考のクセによるところもありますが、スマートフォンやタブレットを使ったSNS頼みのコミュニケーションも、要因のひとつとして挙げられるかもしれません。

暇つぶしや情報収集のために始めたSNS。気がついたら、手が空いたときにいつも見てしまっている……といったことはありませんか？　そんな人は要注意です。

SNSで自分と似たような価値観や考え方の人と「いいね！」をつけ合い、フォローをしていると、考えを同じくする情報やニュースばかりが表示されるようになります。

これは「エコーチェンバー」という現象ですが、実際はごく一部で支持されている偏った考え方や、間違った情報だとしても、エコーチェンバーの閉じられた空間では、それがすべての世界であり、正解だと思い込んでしまう危険があります。

学校や勤務先など、リアルな世界や異なる意見の人がいるコミュニティに関わっていれば自分の偏りを修正することができますが、高齢になったり、引きこもりがちになったりして所属する組織がなくなると、偏りを自覚できず、違う意見を受け入れられなくなってしまうのです。そうした状態が、人や物事への不信感や批判的な気持ちにつながってしまいます。

あまりに人に対して不信感を抱き、批判的な気持ちになったときは「自分は大丈夫かな？」と見直してみてください。

「キレる高齢者」にならないためのトレーニング

昨今「キレる高齢者」や「暴走老人」といったような言葉を耳にすることがありま す。高齢者による暴言や暴行を取り上げたニュースを目にしたことがある方も多いのではないでしょうか。実際に、傷害や暴行で検挙される65歳以上の高齢者の数は、年々増加傾向にあるそうです。

ここまで度々お話ししてきたように、加齢によって感情の抑制がうまくできなくなるのは、前頭前野の働きが衰えることが原因です。前頭前野の働きが衰えると、怒りっぽくなったり、集中力が続かなくなったりする「感情の老化」が起こります。無気力になったり、不安が強くなったりすることもあります。

今までなら気にならなかったことでイライラしてしまったり、思わず強い言い方をしてしまったり……そんな自覚があったら前頭前野が衰えてきた可能性があると考えてよいでしょう。

年齢を重ねてから良好な人間関係を築いていくためにも、こうした感情の老化を防ぐ必要があります。じつは、感情をコントロールする力は、早めに気づいて対策をすれば、取り戻すことができるのです。

そのためには「脳トレ」はもちろん、「行動制御」のトレーニングも効果的です。ここでの行動制御とは、手足を左右別々に動かし、思わずどちらかにつられてしまうのを意識的に制御するトレーニングです。

例えば、左の図のように左右の手で違う動きを繰り返し行います。右手は「グー・パー・チョキ」の順番に、左手は「パー・チョキ・グー」の順番で動かしてみてください。別々の動きをしようとすると、左右の手が思わずシンクロしてしまいますが、そうならないように強く意識して抑制しましょう。

トレーニングを行う際に重要なのが、「できるだけ早く動かす」ことです。ゆっくく

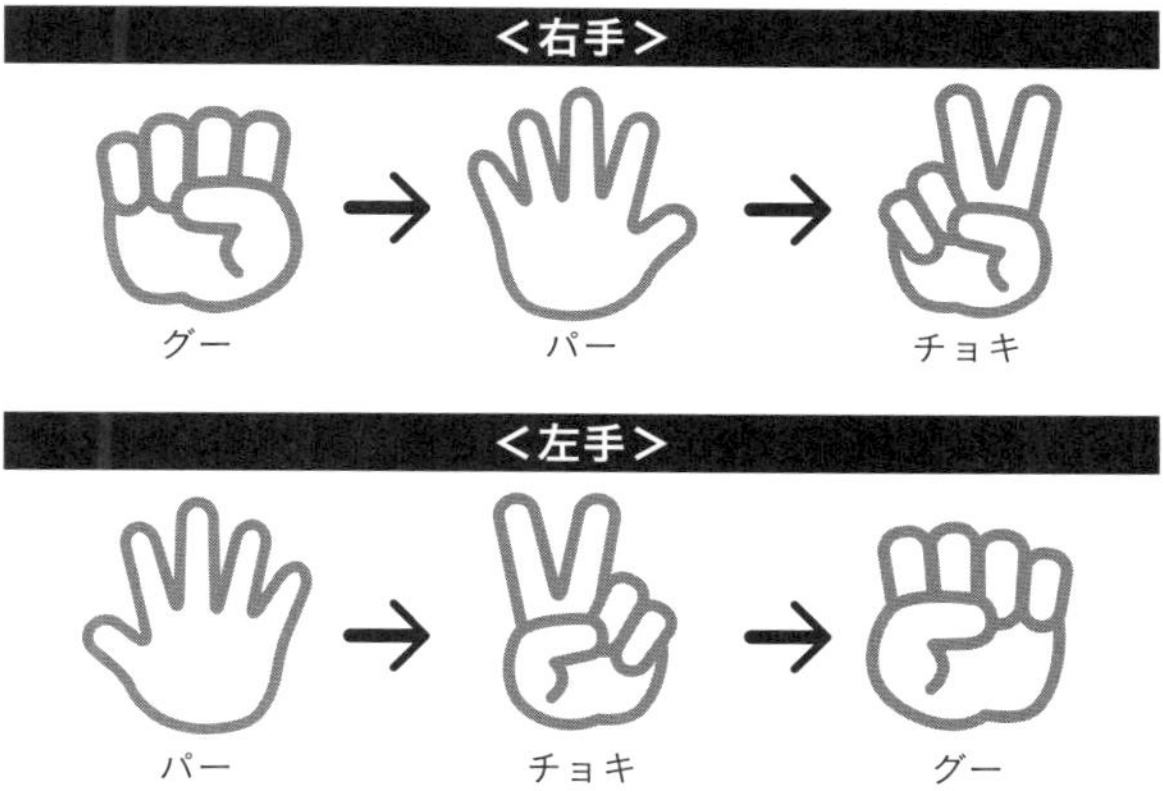

りやっていては効果がないので、「30秒間の間に4回繰り返す」といったように、なんとかできそうな目標を立てて取り組んでください。

こうした抑制力を鍛える脳トレを続けることで、前頭前野だけではなく、脳の運動領域の情報処理を行う「運動連合野」「運動野」といった部位が鍛えられます。怒りを抑制するだけでなく、イライラや不安を調整する効果も期待できますよ。

「犬」と「猫」どちらを飼うのが脳にいい？

人間だけでなく、ペットとのふれ合いも脳にいい影響をもたらします。

米国の研究グループの調査（文献69）では、平均年齢65歳の高齢者を対象に、ペットを飼っている人と飼っていない人の認知機能を比較しました。

すると、ペットを飼っている人の認知機能が低下するスピードは、ペットを飼っていない人に比べてゆっくりしており、さらに、ペットを飼っている人のほうが認知機能の数値も高いことが明らかになりました。

この結果から、研究グループは、ストレスが認知機能に悪影響を与える可能性があり、ペットの飼育は潜在的なストレスを緩和するのではないかと示唆しています。また、ペットを飼うことは身体活動を増やすことにもつながり、認知機能を向上させている可能性があると報告しています。

脳の観点から見ると、どんな種類のペットがいいのでしょう。一般的にペットというと、犬や猫を思い浮かべる人が多いと思います。そんな疑問に答えてくれる、日本の研究グループのレポートがあります。

東京都健康長寿医療センターが平均年齢約75歳の人を対象に、ペット飼育と認知症の発症リスクを調べたところ（文献70）、犬の飼育をしている人は飼育していない人に比べ、認知症を発症するリスクが40％低くなりました。また、犬の飼育をしている人のうち、運動習慣のある人、または社会的に孤立していない人は、認知症発症リスクが有意に低下することが明らかになりました。

その一方で、猫を飼育する人と飼育していない人との間には、認知症発症リスクの差は見られませんでした。

この調査結果からは、犬の世話をする場合は猫に比べて、散歩などの運動の機会や散歩を通じた社会参加が増えるため、飼育者自身の認知症発症リスクが低下したのではないかということが示されています。

60代以降は新しい場所に飛び込んでみる!

外に出て人と関わることの重要性については、ここまで触れてきた通りですが、家族だけ、数人の知人だけといった限られた人間関係の繭《まゆ》の中から一歩を踏み出すには、具体的にどうすればいいでしょうか。

「はたらく」という言葉の語源は、「傍《はた》を楽《らく》にする」という言葉だという説があります。

定年後にも社会との関わりを維持するという意味で、週に数回働くことをおすすめしますが、これは企業に再就職をする必要がある、ということではありません。体力的にも気力的にも無理のない範囲で、自分が「楽しいな」「充実しているな」と思える程度に働ける環境を見つけるといいと思います。

そして、賃金を得ることがいちばんの目的ではありませんから、雇用関係を結んだ「就労」という形ではなく、ボランティア活動でもよいのではないでしょうか。

ボランティアには、例えば、ゴミ拾いや地域の行事の運営、子どもたちへの教育支援など、さまざまな種類のものがあります。こうしたボランティア活動を続けると、脳にうれしい効果があると注目が集まっています。

人とのコミュニケーションは前頭前野だけでなく、脳のあらゆる領域を刺激し活発に働かせてくれます。さらに、大勢の人と一緒に作業をすると、お互いの役割を決めたり、助け合ったりするといった、個々で作業するときには発生しないコミュニケーションが増えるため、さらに脳が活発に動くということがわかっています。たくさんの人と関わり合って地域とつながれるボランティアは、脳が活性化されますし、家族以外の人と連携することが安心感となって心の健康度が増します。

米国で50歳以上の人を対象に、ボランティア経験と健康状態の関連の調査が行われました（文献71）。ボランティア活動への参加の有無や、活動時間、身体状態などを4年間にわたって追跡調査したところ、年間約100時間以上のボランティア活動をしていた人は、活動していなかった人と比較して死亡リスクが約40％も低く、身体機能に制限が生じるリスクは約20％も低くなっていたのです。

身体機能に制限がないということは、将来介護を必要とする可能性も低い傾向にあるといえます。さらにこの研究は、ボランティア活動とメンタルヘルスの関係についても触れており、ボランティア活動にはストレスを軽減する効果もあり、ボランティアの参加時間が長い人ほど主観的な健康感が高く、幸福感も得やすいという報告もされていました。

ストレスは脳の大敵で、健康感や幸福感が低い人ほど脳は老化傾向にあるというデータがあります。はたをらく（傍を楽）にしながら脳の健康を保てるというのは、時間にも比較的余裕の出てくる高齢期の過ごし方として理想的なのではないでしょうか。同時に早死するリスクを減らし、身体的活動量を増やせるとしたら、ボランティアはメリットが多いですね。

とはいえ、ボランティアに参加したい気持ちはあるけれど、自分がどのように役に立てるかわからない、という方もいるかと思います。たとえ専門的なものでなくとも、誰しも長年仕事や生活のなかで培ってきたスキルや知識というのはもっているはずなので、まずはどんなボランティアがあるか地域の情報をチェックすることから始めてみるといいでしょう。

年齢を重ねると、新しい場所に飛び込んでいくのは少し腰が重かったり、最初のうちは居心地の悪さを感じたりするかもしれません。ですが、そうした新しい行動が身体や人生にプラスの影響を与えていくのです。

外出することで得られるうれしい効果とは

ボランティアのメリットについて触れてきましたが、ボランティアが根づいていない地域や、ボランティアの活動内容に興味がもてない場合など、参加できるものをうまく見つけられない場合もあります。

「自分が役に立っている」と思いながら人と関わりがもてればいいわけですから、もちろんアルバイトなどの就労でも構いません。賃金を手にすることができれば、具体的なご褒美がより見えやすくなるわけですから、脳の「やる気スイッチ」、脳の報酬系の神経回路が働いて、活動を続けやすくなるかもしれませんね。

もっとシンプルに、「外出する」というだけでもいいのです。日常生活での活動量が自然に増えますから、心身の強化になります。また、おしゃれや身だしなみにも気を配るようになります。家にこもっていると身なりに構わなくなりますが、これは一種の社会性の欠如となってしまいます。

私たち東北大学加齢医学研究所では「脳の健康教室」という取り組みをしています。健康な70歳以上の方に週に一度、地域の学校にお越しいただいて、1回に15分ほど、読み、書き、計算のドリルを行なってもらいます。

読み、書き、計算のトレーニングは毎日行うことで認知機能を向上させますから、残りの日数分は宿題としてお渡しし、自宅で毎日、同じくらいの時間（朝）に解いてもらって、次に来たときに採点します。インストラクターとコミュニケーションをとり、皆さんとお茶を飲んでからお帰りいただく。

そんなことを毎週くり返していくうちに、認知機能が向上していきました（文献72）。そして「生活に張りが出た」「単調な毎日の暮らしにリズムができた」と、トレーニングの手応えを口にする方も多くいました。さらには、興味深いことに、回を追うごとに参加者の方の服装が変わっていったのです。

最初の頃は教室に入ると墨絵のような世界が広がっていました。皆さんの服装が一様に地味な色合いで、女性はお化粧をしていない人も多くいました。

ところが1、2か月すると服装がカラフルになり、メイクもしっかりする方が増えました。「外出をして人と会い、何かをすることで自身の身なりや服装に注意を払うようになった」という声も聞かれました。社会性がよみがえってきたのです。

「家から外に出てみたい」という前向きな欲求が生まれ、実際にそれが実現できていると喜びにつながります。この意欲の好循環は、脳の前頭前野を刺激します。

ボランティアのハードルが高ければ、定期的に外に出かける習慣をもつ。ちょっとおしゃれをして友人とおいしいものを食べに行く。図書館に行くだけでも、いつもより少し改まった服を着る。そんなメリハリが脳をいきいきさせます。

老いを前向きに捉える人ほど長生き

これまでの話で、人とのつながりが豊かな高齢期にとって欠かせないものだということを、理解していただけたのではないでしょうか。それと同じくらい意識してほしいのが、前向きな気持ちをもつということです。

あなたは困ったこと、悲しいことがあったとき、前向きに捉えられるほうですか？それとも、ネガティブな思いを引きずってしまうほうですか？

言わずもがなですが、ポジティブな気持ちは身体と脳の健康によい影響をもたらします。これは科学的に実証されていて、前向きな気持ちでいるとストレス耐性がつき、心疾患や血管の病気を罹患するリスクが減ります。がんの死亡率や、感染症にかかる確率が低くなり、痛みで悩むことも少なくなるという研究結果があるのです。心理的な因果関係はもっと直接的で、うつ症状に陥る危険性も減ります。

「老人性うつ」というカテゴリがあるくらい、高齢期には気分がふさいでしまう人が増えます。それは脳の前頭前野の活動が低下したり、脳が萎縮したりして、感情のコントロールができなくなることが原因です。ストレスを感じても解除できなくなってしまうのです。先にも述べたように、それまで所属していた組織から離れ、環境や人間関係が変化すること、体力、気力が衰えること、睡眠の質が変わることなども影響していると考えられます。

なぜポジティブな気持ちをもつとこうしたリスクが減るのかは、まだ解明が進んでいない部分もありますが、前向きな気持ちそのものが、ディストレスコーチング（抑うつに効果的なアプローチ、潜在的な気持ちに訴えかけること）になっている可能性があります。

明るく前向きな気持ちが健康な身体をつくり、身体が健康であれば、精神状態が安定する。気持ちが安定してストレスが少なければ、脳が萎縮したり、機能が低下したりするリスクが減る。車の両輪のように互いに影響し合っているのです。

前向きな気持ちの人は、自身が老いることについても、恐怖心がなく、肯定的です。そして老いに前向きな人ほど健康で長生きするという研究結果があります（文献73）。

カナダと米国の研究グループが、老化を前向きに捉えること、身体的な健康、健康につながる行動、心理的幸福との関係について調査を行った結果、老化に対する満足度が高い人は満足度が低い人に比べて、全死亡リスクが低いことがわかりました。

また、老化に対する満足度が高い人は、糖尿病、脳卒中、がん、心臓病などの慢性疾患のリスクが低く、認知機能が優れているだけでなく、身体活動量が多い傾向にあり、睡眠障害も少ないということが明らかになったのです。

そして、老化に対する満足感が高い人は、仲間が多く、楽観的でより強い目的意識をもっているという結果になりました。

とはいえ、自分の老いを前向きに捉えるというのは、簡単なようでいて難しいことです。これまでと違ってできないことも増えていくため、つい後ろ向きな気持ちになってしまうこともあるかもしれません。この研究では、老化に前向きになるために次のようなことが大切だと述べています。

・新しい趣味を見つける
・家族のサポートを受ける
・目的意識をもてるボランティアや社会貢献活動に参加する
・自分の価値観に合ったなんらかのプランを立てておく

人との関わりをもち続け、「自分が役に立っている」と感じられる活動に参加する。楽しみの種をまいて育てる。私たちが考えるスマート・エイジングとも共通項のある研究結果です。こうしたことを意識し実行していくことで、次第に老いを前向きに捉えられるようになるのではないでしょうか。

行きたい場所への旅行が幸福度をアップさせる

前向きな気持ちをもつことの重要性についてお話ししましたが、明るく健康的な気持ちをもたらしてくれるもののひとつは、「日々の楽しみ」です。

順天堂大学が行った研究（文献74）では、生活を楽しんでいる人は認知症になる危険性が低くなるという結果が出ました。毎日の小さな楽しみが気持ちを明るくするのはもちろんのこと、認知症のリスクも抑えるのです。

研究では、生活を楽しんでいる意識が高い人ほど認知症リスクが低く、生活を楽しいと感じる度合いが高い人は32%、中程度の人でも25%、そうは思っていない（生活を楽しんでいる意識が低い）人よりリスクが低くなりました。

自分はこれといった趣味がない。興味や関心のあるものもないと思うかもしれませんが、楽しみは特別なものでなくていいのです。朝飲んだお茶がおいしかった。今までつくったことがない、新しい料理のレシピに挑戦した。庭の土いじり。仲よしの友人と電話ではなく、会って話をした。日常生活のなかで「楽しい」「心地いい」「うれしい」と思えることを丁寧に探してみてください。

ちなみに、趣味のひとつとして旅行はとてもおすすめです。定年後に時間ができたら、ゆっくりと旅行に行きたいと思っている方も多いのではないでしょうか。

東北大学加齢医学研究所がクラブツーリズム㈱と共同で行った「旅行が認知症予防にもたらす効果」という調査（文献75）で、旅行が認知機能にポジティブな影響を与えるということが確認されています。対象に旅行頻度、旅行に関する興味関心、年齢、収入、暮らし向き、主観的健康状態、職業、家族構成のほか、認知特性評価のために知的好奇心、主観的幸福度、ストレスについて尋ねました。

回答からは、「拡散的好奇心」が旅行の動機になっていることがわかり、旅行を通じて刺激を受けることで「拡散的好奇心」が満たされ、結果的に主観的な幸福度が高まるというメカニズムが解明されました。そして、年10回以上旅行に行くグループは、旅行頻度が低いグループより拡散的好奇心が高く、主観的な幸福度も高いという結果になりました。

「拡散的好奇心」とは、物事に対して幅広く関心や情報を求める性格特性を指します。同グループの別の研究では、主観的な幸福度が高いと認知症リスクを低下させる効果が確認されているため、「拡散的好奇心」を備えた人が旅行に出かけ、主観的な幸福度が高まると認知症リスクの軽減になるといえます。

一方、自分の関心のある事柄を深く追求したい「特殊的好奇心」と旅行の動機の関連性は認められませんでした。特殊的好奇心の持ち主にとって、見物や気晴らし程度の旅行では、主観的な幸福度は高まらないということです。

それぞれの性格や旅行のタイプにもよりますが、旅が脳によい影響をもたらすこともあるのです。

第6章

私、川島隆太が実践する老後のための習慣

65歳からは人生のゴールデンタイム

ここまで脳が衰える人とそうでない人の差や、脳の機能は何歳からでもトレーニング次第で向上させることができるということ、トレーニングの方法、脳のために日常で習慣化したい事柄などについてお話ししてきました。ここからは私自身のお話をしたいと思います。

私は2024年に、65歳になりました。

ずっと脳の認知機能の低下、脳の老化をテーマに研究をしてきましたから、人の脳がどのように衰えていくかはわかっていますし、老化や死への知識もイメージも多く持ち合わせています。高齢者とずっと接してきましたから、老いることに恐れはありませんでした。

それでも実際に「前期高齢者」と書かれた書類が届くようになると、「自分は老人なのか」とドキリとしました。「老人」とくくられると、胸にこたえました。

「老い」は「生い」、生きていくことそのもので、実際に自分がその年齢に達してみないと見えてこないことや、わからない思いがあります。私は自分の身体（脳）にわずかながら変化が見えたときから、もっと衰えたとき、老いたときをイメージして備えてきました。改めて65歳という節目に、皆さんもこれから「自分はどう生きたいのか」を考えてみることをおすすめします。

私が自分の脳の変化を感じたのは、約10年前、50代の半ばでした。

それまでは常に、シャープに物事を考えられていると感じていました。誰と話をしていてもどんどん頭が働いて、会話中に常に先を読んで（往々にして勝手に暴走していましたが）、たくさんの選択肢から適切と確信した返答を選ぶことにより澱《よど》みなく話せました。議論をしていて負けることがなかった。

ところが若手の研究者と話をしていて、ときどき考えるスピードが追いつかない、考えが瞬時には言語化できないことが出てきたのです。

それまで私は研究を最優先とした生活を送ってきました。家族からみると、ほとんど家庭を顧みない我儘な父親であったと思います。しかし、思考にキレがなくなったとき、研究者としてこのまま突っ走るだけでいいのか、家庭人としてこのままでいいのかと考えたのです。

浮かんできた答えは「否」でした。

生活を変えよう。生活と仕事のバランスを変えていこう。

研究もしながら、今までできなかったこともやりたい。家族も大切にしたい。そのためには、健康な身体と脳を維持することが大切です。

私はまず、脳の機能維持、向上のために、今までに自分が開発した「読み」、「書き」、「計算」の脳トレをすぐに自分で行うようになりました。通勤時には、今まで車で移動していたところを歩くようになりました。もちろん、有酸素運動の認知症予防効果を期待して、です。

そして、もらい事故を起こしてから中断していた趣味のバイクに乗るようになりました。妻は私が事故で怪我をした姿を見ていましたから、バイクに乗るのは大反対。

そこで、見かけによらず用意周到な私は、事前に趣味と実益を兼ねた産学連携研究を㈱ヤマハ発動機と行いました。

その結果、バイクに乗ることは、脳と心の健康によいことを科学的に証明し、妻を説き伏せ、無事にリターンライダーになることができました。バイクの運転を楽しむことは脳トレになるのです。

さらに、職分が変わって少し時間に余裕ができてからは、妻と旅行に行くようにもなりました。一緒に過ごす時間を大切にしようと思ったのはもちろん、じつはこれも研究成果に基づく趣味と実益を兼ねています。

特に普段とは異なる環境に浸ることが脳をより強く活性化すると考えていますので、これまで訪ねたことのない地域や国をめぐるようにしています。

旅行はお金がかかる贅沢な趣味です。老後資金を浪費することになると妻は不安がっていますが、私は、「将来、わずかな遺産を巡って子どもたちが争う愚を犯さぬための親心として、夫婦できっちり使い切るのだ。世界を駆けまわる気力と体力はあと10年もないに違いない。自然と浪費の額も減っていくので心配無用」と、無責任な論を張って説得しています。

これらのことは、脳が少し衰えた（変化した）からこそ得た気づきであり、長く老いと向き合ってきたから、ギアチェンジができたのでしょう。

老いはいきなりやってくるわけではありません。

人は生まれた瞬間から死に向かって歩み始めるわけで、どんな人でも死から免れることはできません。

ですが、老いることに無自覚でいると、衰えてきたことが認められずに否定的になったり、いたずらに悲観的になったりします。上手に老いるには、自分が老いること、いつかは死ぬことを受け止め、準備をする必要があると私は信じています。

先にお話ししましたが、生物学的死が訪れる「寿命」と、健康的に自立して動ける時間が尽きる「健康寿命」には隔たりがあります。

就労条件が変化した、子どもが巣立った、親の看取りが終わったなど、時間や心理的な余裕が生まれたタイミングから健康寿命までは、いってみれば人生のゴールデンタイムです。期間としては、私は65歳から73歳くらいだと思っています。もちろん、このゴールデンタイムをいかにして長く保つのか、が本書でお伝えしたいことです。

しかし、生物学的にゴールデンタイムには限りがあることは、紛れもない事実です。

この実りの時期にそれまでの暮らしや考え方をギアチェンジし、残りの人生をどのように生きるか、どのように人生の幕を下ろすかを考えるとよいのではないでしょうか。

自分のため、家族のため、働きづめに働いて、気がつけば、そこそこ老後の蓄えは残ったけれども、それを使ってリタイヤ後の人生を楽しむ気力も体力も残っていない。私の感性では、これは悲劇的だと思います。人生は残念ながら一度しかありません。できる範囲で、できるだけ楽しむことで後悔のない人生と思えるのではないでしょうか。

「死ぬ1週間前の過ごし方」をイメージして人生を組み立てる

ではどのようにこのゴールデンタイムを過ごすか。

私は「死ぬ1週間前」を想像してみました。

私は自分がいなくなる前に、家族にお礼を言いたい。そのためには自宅で最期を迎えるのが理想です。

昭和40〜50年頃は、自宅で死を迎える人が多くの割合を占めていました。その後、病院での看取りの割合のほうが増えていますが、「死の場面」の研究データでは、家で臨終を迎える人には「お迎え現象」と呼ばれる事象が多くみられるそうです。先に旅立っていった親しい人たちが、死の数日前から前日に枕元に立った、お迎えに来てくれたと感じる現象です。

このお迎え現象によって自分の死期を悟り、死への恐怖が薄らいで、周囲の人にお礼とあいさつをして、穏やかに旅立っていく。それが自宅の臨終でしばしばみられる別れです。

ところが病院では、お迎え現象はほとんど起こらない。終末医療が介在しているので、多くの場合、医療処置はいろいろと施されますが、自分の死期を悟ることなく、言葉を発することなく、何もできずに臨終を迎えます。

現在では自宅で死ぬことができる人は10%ほどですが、私は自宅で最期の時を過ごしたい。他界した父母に迎えにきてもらい、よく頑張った、お前にしては上出来だと褒めてもらいたい。そしてできるだけ格好よく、妻や子、孫たちに、「ありがとう、あばよ」と言いたいと心から願っています。

そのためには、健康な身体を維持する必要があります。認知症になっていたり、寝たきりの状態になっていたりすると、家族の大きな負担となり、家で過ごすことは難しいでしょう。

家で死ぬとなれば少なからず家族の負担となることでしょう。なるべく直前まで、自立していたい。自由に身体を動かせるようにしておきたい。「お父さん最期まで格好よかったね」と言って欲しいから、定期的に身体を動かし、脳のトレーニングをして、身ぎれいにしておきたいと思います。

死は不安なものですし、怖くて当然です。だからこそ、自分が死にゆく姿を想像してみるのです。臨終は人生で一回きりの一大イベントです。このイベントをどう演出するのか。他人まかせにしてはいけません。自分の意に反して、たくさんの管に繋がれて心臓が動いているだけなんてもってのほかと思います。

ましてや認知症や寝たきりになり、家族に多大な負担と迷惑をかけて、やっと逝ってくれたと思われるなんて、まっぴらごめんです。

私が思い描いている終章は、死の1週間前であっても家族とともに家にいる自分です。愛する人たちに感謝を伝えている自分です。

でも、ひとりひっそり逝くほうがいいという人もいるでしょう。孤独死はネガティブに語られることが多いですが、必ずしも悪いものではないと思います。看取られずに人生を終えたい。そんな考え方も尊重されるべきです。

どう逝くのかを考えることは、どう生きるかを考えることです。

逆算して考えてみましょう。あなたはどのように逝きたいですか？

川島隆太流・ゴールデンタイムの渡り方

仕事や子育て、介護などそれまで追われていたことから解放されて、健康寿命が尽きるまでの期間、およそ65歳から73歳が人生のゴールデンタイムであるとお話ししました。このゴールデンタイムは、たったの7、8年です。どうでしょう？　意外と短くないでしょうか。

日々、やらなければいけないことに追われていると、先のことが考えられません。

ヒトの脳のクセとして、目の前に迫りくることは処理できても、将来のことは意識的に考えないと考えられません。自然に「10年後はこうしましょう」というアイディアが降ってくるわけではないので、自身で考える機会をつくる必要があります。

脳は何歳からでも活性化できますし、やりたいことはいくつになってから始めてもいい。しかし、ゴールデンタイムは短いですから、今すぐにでもプランニングを始めましょう。

軸になるコミュニティを見つける

定期的に人に会うこと、人との関わりのなかで「自分が役に立っている」というやりがいを感じることの重要性は、ここまでお話ししたとおりです。第一の目的は、社会からの孤立を防ぐことです。

ボランティアならやりがいとともに地域との関係性を強化できますし、体力、気力を奪わない程度の労働も週に数回のアルバイトなら、経済基盤の補強にもなります。

楽しい趣味を見つける

私にとってはバイクや旅行です。若い頃にやっていたのに時間が取れなくなってできなかったことを始めると、身体がすいすい動いて驚くかもしれません。「懐かしいな」「今のほうが上手にできるな！」「やっぱり楽しいな」とノスタルジアも喚起されて、幸福度が高くなるでしょう。

まったく新しいことを始めれば、これもまた、認知機能の低下を防止します。絵画を鑑賞して「これは何を描いているのだろう?」「どんな画材や手法なのか?」などと考えを巡らせていると、前頭前野が活発に働き始めます。

旅行で今まで見たことのなかった景色に触れ、食べたことがなかったものを食べ、未知の経験をするのも大いに脳を働かせます。

家族との関係性をメンテナンスしよう

厚生労働省の2022年の人口動態統計によると、2022年に離婚した夫婦のうち、同居期間が20年以上だった「熟年離婚」の割合が約23％と、統計データが残っている1947年以来、もっとも多くなりました。

離婚件数は2002年に約29万組だったのをピークに、2022年には約18万組と減少傾向にあるなか、熟年離婚は約4万組。20年以上高止まりしていて、同居生活が20年以上だった熟年夫婦の離婚は、2021年より約1ポイントの上昇をみせました。

パートナーの有無と寿命との関連を見てみると、男性はパートナーがいるほうが長生きに、パートナーがいないと寿命が短くなる傾向にあります。一方、女性はパートナーがいないほうが長生きに、パートナーの看取り後の寿命が長くなると言われます。

これは、男性の場合はパートナーがいるほうが、衣食住が整い、ストレスが少なく、女性の場合はパートナーがいないほうが、生活が楽しく、QOL（生活の質）が高まるからだと推察されています。

皮肉な結果ですが、想像もつきやすいですね。残念ですが長い間男尊女卑の文化があって、「女は黙って夫の世話をしろ」という考えのもと、経済的基盤の弱い女性が離婚することも叶わずにいたというケースも少なくありませんでした。

しかし、今は違います。財産分与の際も明確に夫婦で半分に分けられるようになり、女性が離婚を我慢しなくてもいい時代になりました。熟年離婚の高止まりは、こうした社会背景が関係しています。

ゴールデンタイムにはパートナーと過ごす時間も増えます。今までの関係性を振り返り、メンテナンスしましょう。夫婦関係の見直しが、ひいては脳の健康のためにも重要です。

脳のトレーニングをする、身体を動かす

55歳から自ら始めた脳のトレーニングは、改めて脳トレの効果を感じさせてくれるものでした。情報の処理能力を上げ、記憶したり、情報を一時的に整理したりするた

めの場所であるワーキングメモリの容量を増やす。この2軸からのアプローチは、着実に認知機能を改善します。

しかし、脳だけを鍛えても確かな成果にはつながりません。足腰を鍛え、健康な身体を保ってこそ、脳を鍛える意味があります。私は通勤時に歩くようになりましたが、そのほかに立って作業する時間も意識的に増やしています。身体を酷使することになりますが、絶対的に活動量は増えます。これも、健康寿命を延ばし、よりよい老後を目指すためと頑張っています。

いかがでしょうか。ここまでご紹介したなかで、皆さんにもできそうなことはありましたでしょうか。

「老い」は「生い」、生きることです。そして、生きることとは死を見つめることです。誰も逃れることができない死を考え、死にゆく姿をイメージして、そこまでの道のりを、より自分らしく充実させてみてください。

特別付録

ちょっと小難しいけど大切なはなし

この本では、私が大学で行ってきた研究だけではなく、世界中で行われた様々な研究成果を参照しながら、私たちの健康寿命をどうやって延ばすことができるのかを考えてきました。巻末の文献リスト（P209～）までご覧になった方々は、それぞれの研究のエビデンスレベルを現した★マークに気がつかれたと思います。じつは、これも、私がどうしても皆様に「小声で」伝えたかったことです。

世の中は多くの情報であふれています。正しい情報、ちょっと怪しい情報、明らかなウソの情報、いろいろな情報が飛び交うなかで私たちは暮らしています。SNSを通して、誰もが多くの情報を発信することが可能となり、またそれらの情報が人から人へ容易に広く拡散するようになり、結果として、本当とウソの境界も見えにくくなってしまっています。

私たちの健康に関する情報も玉石混交、研究者の目には、ちょっとこれは酷いなと感じるものが、大手を振って一人歩きしていることも多々あります。

誰もがウソの情報には騙されたくはないと願うなかで、いわゆる「専門家」や「科学者」の発信する情報に「価値（有効性、有益性や安心・安全の感覚）」を見出す方もたくさんいらっしゃいます。一般的に、その情報に「確かな」価値があることを、エビデンスがあると表現します。皆さんも、「○○の効果や安全性には科学的エビデンスがある」と言われると、たとえ半信半疑であったとしても、（しぶしぶ）納得してしまうのではないでしょうか。

私たち大学の研究者の多くは、メディア等で、きちんと研究を行っていて内外で一流と評価されている同じ「業界」の研究者が、エビデンスをもとに自信をもって情報を発信したとしても、にやっと笑って、ま、そうゆうこともあるかもね、くらいにしか捉えません。その理由は、世間に表立っては語らない、科学の裏社会の「常識」を知っているからです。この特別付録では、そうした裏社会の一端をお見せします。

科学的エビデンスにも「証拠」としての価値（信頼性）の差がある

この本で参照した研究は、国際的な学術雑誌に掲載された論文がほとんどです。学術雑誌に論文が掲載されたということは、少なくとも、同じ研究領域で研究を行っているほかの研究施設に所属する複数の他人、しばしばライバル関係になる研究者が、多くの場合は匿名で、無償で、善意で、かつ非常に批判的な目でその論文を吟味します。これをレビューと言います。

そして、研究の仮説、方法、結果とその解釈に過ちがなく、人類の未来や安寧な社会を築くことにとって有益であることを、論文をレビューした研究者たち、さらには雑誌の編集者も認めた研究のみが論文として雑誌に掲載されます。したがって、私たちは、学術雑誌に掲載された論文の主張は、「ある程度」信頼に足る価値があると判断します。

ウソのデータを書き並べて、ほかの研究者をだまして、論文を捏造、あげくのはてにそれがばれて、研究施設から追放される。——時々耳にしますが、その話はまた別な機会に。

ちなみに、国際的な学術雑誌は、その雑誌に掲載されている論文をほかの研究者が参考にしたどうかを指数化し、それがその雑誌の「価値」として、私たちの「業界」では認識されています。価値の高い雑誌は、そこに論文を掲載するための競争が激しく、一筋縄では論文発表をすることはできません。

皆さんも聞いたことがあるかもしれない「Science」や「Nature」がその代表格です。Science や Nature にいくつか論文を発表できると、それだけで、大学の教授選考では、有力候補になることがしばしばあります。

しかし、この本で掲載しているエビデンスレベルは、そうした雑誌の価値はまったく関係ありません。また、研究の質や研究を行った研究者を評価したものでもありません。

研究の行い方（研究デザイン）によって、導き出された結論の「正しさの度合い」、研究結果の「普遍性」といった信頼性が変わってくるのです。エビデンスレベルの考え方にも、いくつか「流派」がありますが、この本では医学系の研究に関して簡便に

5つに分けて評価してみました。

もちろん私の独断と偏見では意味がありません。天に唾する行為にならぬよう、科学者の集団がこうしようと決め、賛同を受けた方法に基づいています。とはいえ、多少理解しやすくするため、「お作法」では7段階に分類するとされていますが、5段階で表現してみました。

エビデンスレベル★

科学的な信頼度がいちばん低いランクになるのは、「エキスパート・オピニオン」、専門家が自分の経験をもとに「私はこう考える」と意見を発表したものです。多くの場合は、現場での経験から得られた結論は正しく価値があります。

しかし、どんな大御所の経験豊富な専門家であったとしても、個人の経験には限りがあり、かつ大きな情動を伴って経験したものによって強いバイアス（偏見や先入観）が生じ、結果、結論が誤った方向に向かうこともあります。

それを避けるため多くの研究者は、精緻な実験デザインを組み、統計学を駆使して、そうした個人のバイアスを排除し、客観性と普遍性を求めるために苦心惨憺《さんたん》しています。

エキスパート・オピニオンは、専門領域をもっていれば誰にでもできるものですから、健康に関することでも非常に多くの情報が世の中に出回っています。

私のおすすめは、たとえ有名大学の現役教授であったとしても、発信した情報を鵜呑みするのではなく、それは何を根拠としているのかを、自分で少し探ってみる習慣をもつことです。個人の経験だけで物を言っていると感じたときは、一度立ち止まってください。間違った情報に振り回され、結果として、何もよいことが起こらないという悲しい事態や、ごく稀と思いますが、逆に健康を害する悲劇を避けることができます。

エビデンスレベル ★★

この本では症例集積研究、症例対照研究と呼ばれる研究を★★にしました。

症例集積研究とは、病気になってしまった患者集団の調査です。例えば、認知症を発症してしまった患者には脳トレをしないといった特徴が共通して認められるので、脳トレをしないことは認知症発症のリスクがある、脳トレをすることで認知症の予防ができる、と結論するものです。

この研究手法の強みは実際に多くの患者を観察できていること。弱みの代表としては、脳トレをしないことは原因なのか結果なのかわからないこと、脳トレ以外にもっと認知症発症と関係している本質的なものがあるかもしれないことです。

症例対照研究は、対照群を設ける分だけ、症例集積研究よりも信頼性は上であると評価されています。ある病気になってしまった患者集団と、健康な人の集団を比較します。

例えば、認知症になった患者は過去に脳トレをしない習慣をもつものが多い。同年代の認知症に罹患《りかん》していない健康な人は過去に脳トレをする習慣をもっているものが多い。よって、脳トレは認知症発症と関係する、と結論するものです。

この研究手法の弱みとされる代表は、過去を振り返るため正確性に欠けること、対照群と患者群の間には、脳トレ以外の環境や習慣といった特性の差異があり、その特性の差異が認知症の発症に最も寄与している可能性があることです。

エビデンスレベル　☆☆☆

コホート研究と比較臨床試験を★★★に分類しました。

コホート研究とは、同じ特性をもっている集団を一定期間観察し、ある病気を発症する人とそうでない人の特徴の差を明らかにする方法です。コホート研究には、前向きと後ろ向きの2種類があります。

前向きコホート研究とは、例えば、宮城県仙台市の同じ地域に住んでいる65歳から70歳の健康な前期高齢者を10年間追跡しました。この10年間で、その集団のなかで、脳トレの習慣をもつ人たちの認知症発症率は、そうでない人たちよりも、低いことが証明できた。よって脳トレの習慣をもつことで認知症の発症確率を下げることができる、と結論づけるものです。

後ろ向きコホート研究とは、例えば、宮城県仙台市の同じ地域に住んでいる75歳から80歳の健康な後期高齢者のなかで、過去に脳トレをする習慣をもっていた人と、もっていなかった人を比較すると、もっていた人たちのほうが認知症の発症割合が低い。よって脳トレをする習慣は、認知症予防に有益である、と結論づけるものです。

前述の症例対照研究との違いが判りにくいかもしれません。症例対照研究は、病気になってしまった患者とそうでない健常者の間に差異がないかを調べる方法、うしろ向きコホート研究では、特定の集団のなかである習慣が疾患の発症確率に関連するかどうかを調べる方法と理解すると多少わかりやすいかもしれません。

私は、コホート研究の結果は信頼に足ると感じており、自分の健康管理にもその成果を参考にしています。しかし、代表的、かつ致命的な弱みとして、「交絡因子」の影響というものがあり、私も研究成果をみるときには、見落としている交絡因子がないかは気にかけています。

宮城県仙台市に在住の65歳以上の高齢者を追跡調査しました。10年間追跡した結果、髪の毛の密度が少ない人ほど、認知症を発症する確率が高いことがわかった。よって抜け毛予防は明らかに認知症予防になる。

どうでしょう。抜け毛としたので、実感がわかなかったですか？　ここで交絡因子は年齢です。年齢が高いほど、髪の毛の密度は低くなり、認知症の発症確率も高まります。本当は、年をとると、髪も薄くなり、認知症の発症確率も高まるだけなのに、髪の毛が少なくなると認知症になりやすいと間違った結論を導き出してしまうことがあるのです。

もちろんそうした間違いが起こらないように、研究者たちは細心の注意を払っていて、想定されるあらゆる交絡因子の影響が結果に出ないようにしています。しかし、生命現象にはまだまだ解明されていない謎が多く、想定外の思わぬ落とし穴（交絡因子）がある可能性を否定できません。

エビデンスレベル ★★★★

ランダム化比較対照試験を★4つとしました。私の研究室でも、いわゆる脳トレの開発と評価検証などは、必ずこのランダム化比較対象試験を使っています。

以下は、ランダム化比較対照試験の具体例です。

脳トレの効果検証をすることを目的として、宮城県仙台市に在住の健康な高齢者を募集しました。募集に応じた高齢者をくじ引きで無作為で（ランダムに）、脳トレを行う群と、脳トレを模した偽脳トレを行う群に分け、それぞれ1か月間脳トレもしくは、偽脳トレを行わせて、認知機能がその1か月の前後でどう変化したかを比較検討しました。

ここで重要なことのひとつが、同じ意図をもって集めた集団を無作為に分けた点です。これにより、同じような環境、背景、意図をもつ2つの集団を比較できます。

通常は、ダブルブラインドと言って、どの被検者がどちらのグループに入ったのかを、被検者も実験者もわからないようにします。

実験者である、私たちの少しでもよい結果を出したいという気持ちによるバイアスや、被検者の何かよいことをしてもらっているので自分はよくなるとの思い込みのバイアス、双方の入る余地がなくなることもあり、その結果の信頼性はとても高いとされています。

弱点は、時間も費用もかかる研究になるので、どうしても参加者の数に限りができてしまうことです。少人数を対象としているため、結果が誰にでもあてはまるかどうかは保証されず、結果の普遍性がやや低いことが問題です。

エビデンスレベル ★★★★★

複数のランダム化比較対照試験の結果をまとめて解析したメタアナリシスと呼ばれる研究成果が★5つです。統計学を駆使して、異なった研究結果を統合して、結論を出します。メタアナリシスで有効性が確認できたものは、現在の科学では確実なエビデンスがあると判定されます。

例えば、私が提唱している脳トレの効果検証を行うランダム化比較対象試験が、我々だけではなく、欧州の研究施設でもいくつか行われており、メタアナリシスの結果、高齢者及び若年者の一部の認知機能の向上に有効であることが証明されています。

多くの医学研究、生命科学研究は、実験動物を使って行われています。健康に関する情報もこうした動物実験の結果をもとにしているものがたくさんあります。しかし、動物実験の結果のエビデンスレベルは、★1つの専門家の意見よりも低いとされます。実際に、動物実験結果が、そのままヒトに当てはまることは稀なのです。メディア等では、大げさに動物実験の結果をとりあげることが多々ありますので、これも鵜呑みにしない注意が必要です。

科学者は森を見て木は見ない、そして統計学は万能ではない

研究デザインによって、結果の信頼性に差が出るという話をしました。しかし、も

うひとつ、重大な裏知識があります。それが「統計手法」です。

これまでも、「明らかに」効果がある、といった表現をしてきましたが、私たちは、何をもって「明らか」と言っているかというと、統計学を駆使して、観察された数値や事象に意味のある差異があるかどうかを判定しています。これには二つ「罠」があります。

ひとつ目は、実際になんの関係もないものであっても、データをとり、関連性を調べると、偶然、意味のある結果が出てくることがあることです。無意味なことが間違って意味があると判定される確率を統計では計算し、論文でもそれを明記します。

もうひとつは、生命現象に100％はないという事実です。例えば、私の脳トレ効果検証実験でも、ランダム化比較対象試験を行った結果、脳トレの効果は偽脳トレの効果と比べると、統計的に有意な（意味のある）差がでました。有意性はメタアナリシスでも証明できました。それをもって、私は、胸を張って、脳トレは世のため人のためになります！と叫びます。

そして、そう叫びつつ、私の口から決して外に出ないのは、「まあざっくり全体の

7割の人の認知機能はしっかりよくなるでしょう。でも、ほかの3割は知らんけどね」という心の声です。

私たちは、個々人がどうなるかには目を向けず、全体の傾向がどうなるかに目を向けるよう教育されています。臨床医学や教育の世界とは大きく異なります。

例えば、国民全体の7割によい効果があるものをつくることができれば、それだけで税金を使わせてもらって行った研究としては、二重丸をもらえると考えます。脳トレが効かなかった3割の人たちから、いんちき呼ばわりをされても、「そんなの当たり前でしょ」でお終いです。

川島が主張している脳トレには効果がない！なぜなら私にはまったく効果がなかったと叫ぶ声には、注意しなくてはいけないこともわかります。その人が残念な3割に入っていた可能性が大なのです。

科学的エビデンスがあると聞いても、話半分ではないですが、自分に当てはまらない可能性もそこそこあることは知っておくとよいかもしれません。

参考文献一覧

1章

■見た目が若い人ほど脳年齢も若い

●文献1　Danielら Proceedings of National Academy of Science 2015 ★★★
●文献2　Kwakら Frontiers in Aging Neuroscience 2015 ★★★

■じつは80代まで向上する「脳力」とは

●文献3　Parkら Psychology and Aging 2006 ★★★

■60代からでも脳は鍛えられる

●文献4　Sajeevら Epidemiology 2017 ★★★★★
●文献5　Leeら JAMA Psychiatry 2018 ★★★
●文献6　Wuら JAMA Network Open 2023 ★★★

■60代でも脳年齢は20代の「スーパーエイジャー」

●文献7　Katsumiら Cerebral Cortex 2021 ★

■脳トレは認知症の改善にも効果がある

●文献8　Kawashimaら Journals of Gerontology: Medical Sciences 2005 ★★★★

2章

■予期せぬ出会いが脳を活性化させる

●文献9　Czeislerら Science 1999 ★★
●文献10　Sansone と Sansone Innovations in Clinical Neuroscience 2013 ★
●文献11　Takasuら American Journal of Physiology 2006 ★★

■目標を立てることを習慣化すれば脳が若返る

●文献12　Hosodaら Communications Biology 2020 ★★

■歯みがきで認知症リスクを軽減できる理由

●文献13　Wuら Journal of Dental Research 2023 ★★★
●文献14　Tsuneishiら PLOS ONE 2021 ★★★
●文献15　Yamaguchiら Neurology 2023 ★★★

■すぐにスマホに頼る習慣が脳をダメにする!?

●文献16　Takeuchiら Human Brain Mapping 2018 ★★★

■あえての「ちょっと不便」が脳に火をつける

●文献17　Nozawaら Neuroimage 2016 ★★

3章

■「歩く距離」と「歩数」は65歳から急激に減る

●文献18　井原ら 日本公衛雑誌 2016 ★★★
●文献19　Abbottら JAMA 2004 ★★★

■歩く速さ＝認知機能!?脳と歩行の意外な関係

●文献20　Gonzalesら Geriatric Psychiatry 2020 ★★★
●文献21　Zhouら Lancet Healthy Longevity 2023 ★★★
●文献22　Zhouら Frontiers in Aging Neuroscience 2022 ★★★★★

■住む場所で認知症リスクが変わってくる!?

●文献23　Taniら American Journal of Epidemiology 2021 ★★★

■60代以上の「もの忘れ」にも有効な有酸素運動
●文献24　Larsonら Annals of Internal Medicine 2006 ★★★
●文献25　Rovioら Lancet Neurology 2005 ★★★
●文献26　Hydoら Imaging Neuroscience 2024 ★★

■必ずしも「1日1万歩」でなくてもいい
●文献27　Cynusら Journal of Alzheimer's Disease 2023 ★★★

■「筋トレ」が認知機能に与える影響
●文献28　Changら Brain Research 2012 ★★★★★
●文献29　Singhら Journal of American Medical Directors Association 2014 ★★★★
●文献30　Nouchiら Age 2014年 ★★★★
●文献31　Makinoら Journal of Alzheimer's Disease 2021 ★★★★

■「誰かと一緒に運動」が脳の老化を食い止める
●文献32　Nagataら Archives of Gerontology and Geriatrics 2022 ★★★

4章

■仕事や年収にまで影響を及ぼす朝食習慣
●文献33　Hoylandら Nutrition Research Reviews 2009 ★★★★★

■おかずが多いほど脳が活発に動きだす
●文献34　Akitsukiら Neuroscience and Medicine 2011 ★★★★

■パンとご飯、どちらが脳にいい？
●文献35　Takiら PLoS ONE 2010 ★★★
●文献36　Moritaら Allergology International 2012 ★★★

■「糖質オフ」の思わぬ弊害
●文献37　Mazzidiら European Heart Journal 2019 ★★★
●文献38　Siedelmannら Lanset 2018 ★★★★★

■「多様性のある食事」が脳の老化を防ぐカギ
●文献39　Otsukaら Clinical Nutrition 2023 ★★★

■食事を自分でつくると、脳がいきいきと働きだす
●文献40　Wangら Frontiers in Psychology 2011 ★★★

■脳を元気にするために食べたい食品5つ
＜カマンベールチーズの思わぬ効能＞
●文献41　Kimら Nutrients 2023 ★★★
●文献42　Suzukiら JAMDA 2019 ★★★★
＜魚は認知症もうつ病も予防する!?＞
●文献43　Shibataら Nutrition and Health 1992 ★★
●文献44　Ngabiranoら Journal of Alzheimer's Disease 2019 ★★★
●文献45　Godosら Aging Clinical and Experimental Research 2024★★★★★
●文献46　Tsurumakiら British Journal of Nutrition 2019 ★★★
●文献47　Zhouら Frontiers in Psychology 2022 ★★★
＜「単語が思い出せない……」にはタマネギが効果的＞
●文献48　Nishiharaら Journal of Clinical Biochemistry and Nutrition 2021 ★★★★
＜カラフルな野菜や果物は「脳のサビ」をとってくれる＞
●文献49　Beydounら Neurology 2022 ★★★

<大豆製品のなかでも「納豆」をとるとよい理由>
- 文献50　Muraiら European Journal Of Nutrition 2022 ★★★

■ 60代以降は「肥満」よりも「痩せ」のほうが脳に悪影響
- 文献51　Tashiroら Alzheimer's and Dementia 2023 ★★★
- 文献52　Fliotsosら Journal of American Heart Association 2018 ★★★

■ 飲酒は「適量ならいい」のか？
- 文献53　Topiwalaら British Medical Journal 2017 ★★★
- 文献54　BurtonとSheron The Lancet 2018 ★★★
- 文献55　Takiら Alcohol, Clinical and Experimental Research 2006 ★★★

■ 睡眠は多くても少なくても脳にダメージ!?
- 文献56　Fjellら Journal of Neuroscience 2023 ★★★
- 文献57　Liら Nature Aging 2022 ★★★

■ 深い睡眠の減少で認知症リスクが高まる
- 文献58　Nedergaardら Science 2013 エビデンスレベル —（動物実験）
- 文献59　Lucey Neurobiology of Disease 2020 ★★★★★
- 文献60　Moonら BMC Geriatrics 2024 ★★★★★
- 文献61　Yuanら BMC Geriatrics 2022 ★★★
- 文献62　Youら CNS Neuroscience and Therapeutics 2024 —（動物実験）

■ 睡眠負債は昼寝でリセット
- 文献63　LokhandwalaとSpencer Sleep 2020 ★★

5章

■ 都会のマンションに住む高齢者は認知症リスクが高い
- 文献64　Crooksら American Journal of Public Health 2011 ★★★
- 文献65　Hirabayashiら Neurology 2023 ★★★

■「ひとり暮らし＝社会的孤立」ではない
- 文献66　Murayamaら International Journal of Environmental Research and Public Health 2021 ★★★

■「褒め言葉」は「宝くじ当せん」と同じくらいの衝撃
- 文献67　Izumaら Neuron 2008 ★★

■ 批判や皮肉が認知症リスクを高める!?
- 文献68　Nuevonenら Neurology 2014 ★★★

■「犬」と「猫」どちらを飼うのが脳にいい?
- 文献69　Applebaumら Journal of Aging and Health 2022 ★★★
- 文献70　Tanighuchiら Preventive Medicine Reports 2023 ★★★

■ 60代以降は新しい場所に飛び込んでみる！
- 文献71　Huoら Gerontologist 2021 ★★★

■ 外出することで得られるうれしい効果とは
- 文献72　UchidaとKawashima Age 2008 ★★★★

■ 老いを前向きに捉える人ほど長生き
- 文献73　Nakamuraら JAMA Network Open 2022 ★★★

■ 行きたい場所への旅行が幸福度をアップさせる
- 文献74　Matsumuraら Journal of Epidemiology 2023 ★★★
- 文献75　Totsuneら Humanities and Social Sciences Communications 2021 ★★★

おわりに

昨年、年金の手続きをしました。申請書作成の難易度は、科研費の申請書より高く、これを皆が書いているのかと驚きつつ、なんとか完成させ、提出しました。

しばらくして、提出書類は不備があるとのメモつきで送り返されてきました。

学生や他の研究者が書いた申請書や論文に、難癖をつけて突き返し、何度も書き直しをさせた経験は山のようにあります。今も毎日のように行っています。大学で長く教員をしていると、必然的に書類作成のプロになります。

そんな私が書いた申請書、全ての国民が書くことを前提に作られた申請書が、無慈悲に突き返されたのです。大学教授としてプライドはずたずたになり、家族の嘲笑を前に、心は闇に落ちました。

さらに追い打ちをかけたのは、介護保険証が自宅に舞い込んだことです。介護保険は支払うものと思っていたのに、介護を受けるかもしれない立場になったことを知りました。

最後のとどめは、使いなれたインターネットバンクです。少し大きな額を動かす必要があり、振込限度額を変更しようと手続きを行ったら、「65歳以上の人はインターネットではできません。窓口にどうぞ」との表示が、無情にもディスプレーに現れました。

背中に「要注意！前期高齢者」とシールを貼られた気分です。あなたは、もはや社会を引っ張る機関車ではありません。社会の保護のもとでひっそりと静かに暮らしなさい、と言われたようでした。

スマート・エイジングの実現を目指し、大学で研究を行い、成果を出して社会に情報発信してきた私に、この仕打ちかよと、完ぺきに闇落ちしているタイミングで、この本を作成する企画が舞い込んで来ました。

脳トレを世の中に送り出して、20年以上の月日が流れました。この闇から這い出るためにも、新しい知識も勉強しつつ、やってみますかと重い腰を上げることにしました。何十人ものスタッフや学生を率いて研究をしてきましたので、たくさんの研究成果が私の研究室から出ています。可哀そうに、すっかり忘れ去ってしまっていた過去の大事な研究成果に向き合うことができました。
毎日のように世界中で発表される数多ある論文を調べるために、なんとなく忌避していた人工知能が大いに役立つ経験もしました。ほう、そうなんかい！本当かいなと自問自答しながらの執筆になりました。

残念ながら私たちは死亡率100%です。
残された人生のラストラン、一緒に楽しく走りませんか？

2024年

川島隆太

川島隆太（かわしま りゅうた）

1959年千葉県生まれ。医学博士。東北大学医学部卒業、同大学院医学研究科修了。スウェーデン王国カロリンスカ研究所客員研究員、東北大学加齢医学研究所助手、講師、所長を経て、現在は同研究所の教授を務める。脳活動のしくみを研究する「脳機能イメージング」のパイオニアであり、脳機能研究の第一人者。ニンテンドーDS用ゲームソフト「脳を鍛える大人のDSトレーニング」シリーズを監修。『川島隆太教授の脳活計算120日』（Gakken）、『本を読むだけで脳は若返る』（PHP研究所）、『脳科学研究がつきとめた「頭のよい子」を育てるすごい習慣』（プレジデント社）、『とっさに言葉が出てこない人のための脳に効く早口ことば』（サンマーク出版）など、著書、監修書多数。認知症高齢者や健常者の認知機能を向上させるシステムの開発や、「脳を鍛える」をコンセプトとする産学連携活動に尽力している。2024年より宮城県蔵王町観光大使に就任。

編集協力／中村 円　装丁・DTP／小田光美　校正／くすのき舎

扶桑社新書 516

脳を鍛える！
人生は65歳からが面白い

発行日 2024年12月 1 日　初版第1刷発行
　　　 2025年 4 月10日　　　第3刷発行

著　　者………川島隆太

発 行 者………秋尾弘史

発 行 所………株式会社 扶桑社
〒105-8070
東京都港区海岸1-2-20 汐留ビルディング
電話 03-5843-8842（編集）
　　 03-5843-8143（メールセンター）
www.fusosha.co.jp

印刷・製本………株式会社広済堂ネクスト

Printed in Japan　ISBN 978-4-594-09886-5